U0019641

第一 「訓練味覺」的幼兒食譜專書

0~5歲 味覺平衡訓練法

毎日のごはんで、心・からだ・味覚の発達を促す　0~5歳　子どもの味覚の育て方

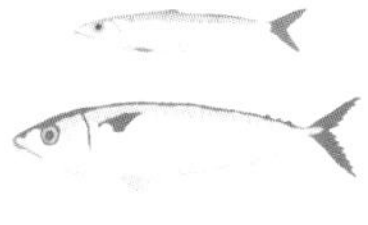

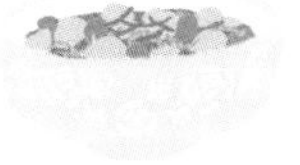

♥不偏食♥好胃口♥營養滿分，
成爲不挑食小吃貨！

TOKEIJI 千繪 —— 著　蔡麗蓉 譯

目錄

第4章　親子一起培養飲食習慣

前言

搶救偏食小孩的「科學食育法」

某調查研究結果指出「約有三成兒童無法正確辨識味道」，造成不少父母一陣擔憂及恐慌。一聽說有三分之一的兒童無法區分鹹味與苦味，或是吃不出酸味，應該會讓許多母親擔心「自己的孩子不知道有沒有問題」。

孩子在離乳期、幼兒期吃過的食物，對於味覺的拓展會有重大影響。此外除了味覺方面，孩子在這段時期如果能非常享受飲食的過程，幾乎可左右他長大後未來對飲食是否能抱持正向的態度。

隨著核心家庭的演變，愈來愈多家庭的母親一肩扛起孩子在飲食方面的責任。每天為孩子準備三餐時，是否讓各位母親感覺備受負擔？覺得傷透腦筋呢？本書就是為了幫助母親們解決各種餵養困擾所設計的「味覺平衡訓練」專書。

請先與孩子們一起品味、共同享受食物的美好滋味，接著再來思考孩子味覺平衡養成的問題。我會告訴大家如何幫助孩子享受飲食的樂趣，透過食物讓孩子的人生變得更精采。

TOKEIZI千繪

第1章

了解味覺的架構

味覺就是用舌頭來感覺食物具有哪些特性與成分，而舌頭的感覺能力就是所謂的味覺。味覺分成哪幾種，又帶有什麼功能呢？此外又是從什麼時候開始形成的呢？

「培養兒童味覺」的目的就是讓孩子了解各種味道的美好

幫助孩子學習接受大人的味道

常有人問我，兒童的味覺是從什麼時候開始發展的呢？事實上孩子在出生後就具有味覺（鹹味在出生後3個月開始形成），他們在此時的味覺十分單純。換句話說，他們會感覺到甜味、鮮味、鹹味這類生存所需的味道「很美味」，酸味及苦味則會覺得「很難吃或危害生命」。

但是大人對於這些味道又會有什麼感覺呢？大人會覺得青椒及苦瓜內含的苦味「很美味」，樂於品嘗具土腥味的牛蒡及蓮藕。就連啤酒或葡萄酒等酒類，在小時候雖然只會覺得喝起來苦苦的，但是隨著年紀增長將會開始愛上這種味道，一口接一口。看來大人的味覺似乎更樂於品嘗各種食物的味道及口感。

兒童發展衡量表

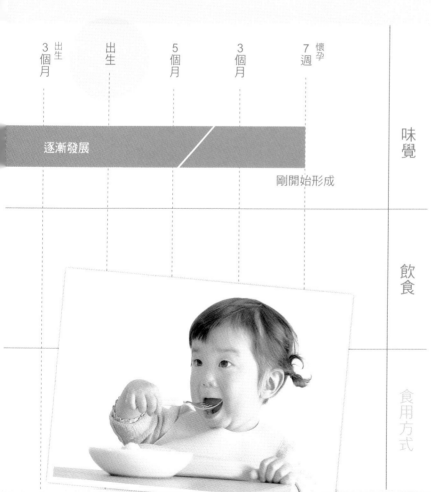

	懷孕7週	3個月	5個月	出生	出生3個月
味覺	剛開始形成	逐漸發展			
飲食					
食用方式					

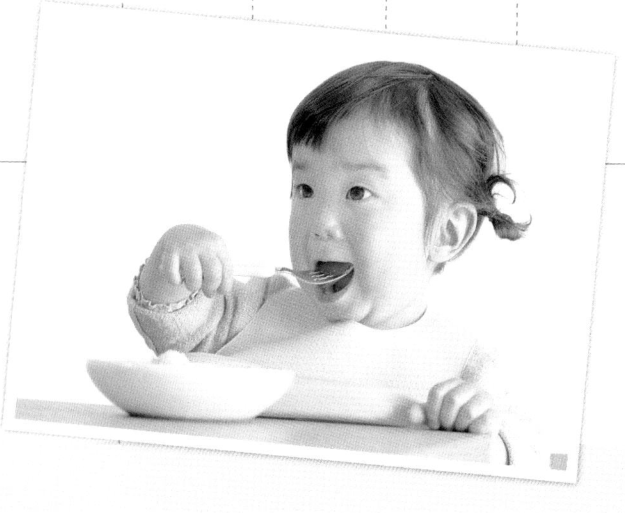

因此我認為「培養孩子的味覺」就是讓孩子跨出單一純粹味道的設限，樂於接受各式各樣的味道，逐步進階大人豐富的味覺。

因為大人的味覺並無法在孩子成長過程中自然養成，絕大多數都是需要學習來的。

舉例來說，過去孩子總會覺得容易分辨的甜味或較油膩的食物比較美味，但是偶然品嘗過餐桌上出現的涼拌菠菜後，突然感到「很好吃」，這就是一種味道的學習過程。

如此一來，味道的接受度將逐漸被拓展，變得更加豐富。而能幫助孩子學習味道的人，就是每天準備飲食的人。因此應幫助孩子培養出更精采更多元的味覺，避免僅餵食孩子偏好的食物，或是容易分辨的單純味道。

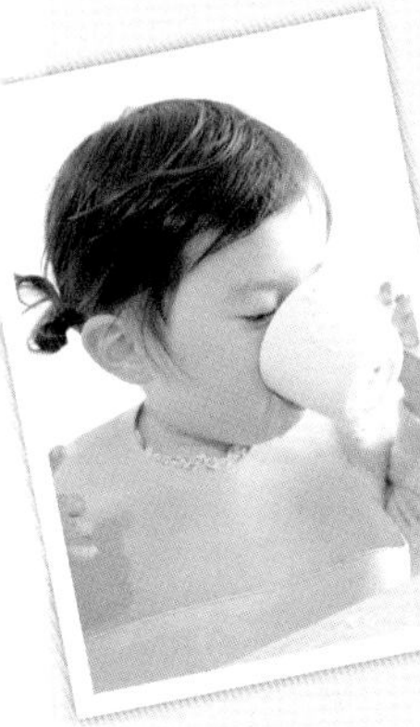

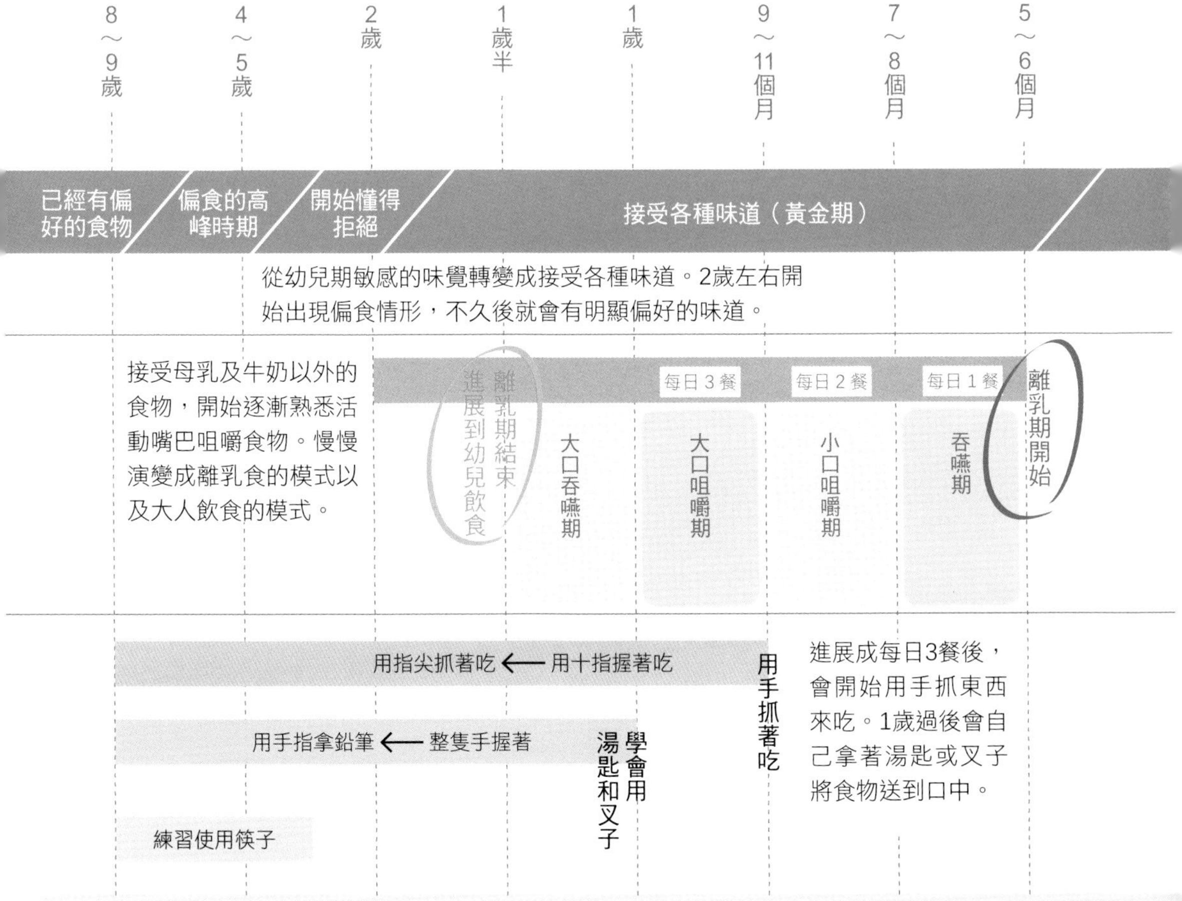
5～6個月
7～8個月
9～11個月
1歲
1歲半
2歲
4～5歲
8～9歲
接受各種味道（黃金期）
開始懂得拒絕
偏食的高峰時期
已經有偏好的食物
從幼兒期敏感的味覺轉變成接受各種味道。2歲左右開始出現偏食情形，不久後就會有明顯偏好的味道。
離乳期開始
每日1餐
吞嚥期
每日2餐
小口咀嚼期
每日3餐
大口咀嚼期
大口吞嚥期
離乳期結束進展到幼兒飲食
接受母乳及牛奶以外的食物，開始逐漸熟悉活動嘴巴咀嚼食物。慢慢演變成離乳食的模式以及大人飲食的模式。
進展成每日3餐後，會開始用手抓東西來吃。1歲過後會自己拿著湯匙或叉子將食物送到口中。
用手抓著吃
用十指握著吃
用指尖抓著吃
學會用湯匙和叉子
整隻手握著
用手指拿鉛筆
練習使用筷子

基本的五大味覺

出生後馬上就能辨識生存時所必需的五大味覺

將食物送進口中藉由舌頭所感覺到的味道，基本上可區分成甜味、鹹味、酸味、苦味、鮮味這五種味道，稱作「五大味覺」，不過有些國家會以辣味來取代鮮味。除了五大味覺之外，舌頭也能感覺到脂肪的味道。

五大味覺分別具有不同的作用，每種味道所發出來的信號也各不相同。甜味、適度的鹹味、鮮味會發出身體必需的正向信號，苦味及酸味則會發出有害身體的負面信號。嬰兒天生會排斥苦味及酸味，因為苦味被視為「可能有毒」的信號，而酸味則被視為「可能腐敗」的信號。因此嬰兒為了保護自己，都會敏感地分辨味道。

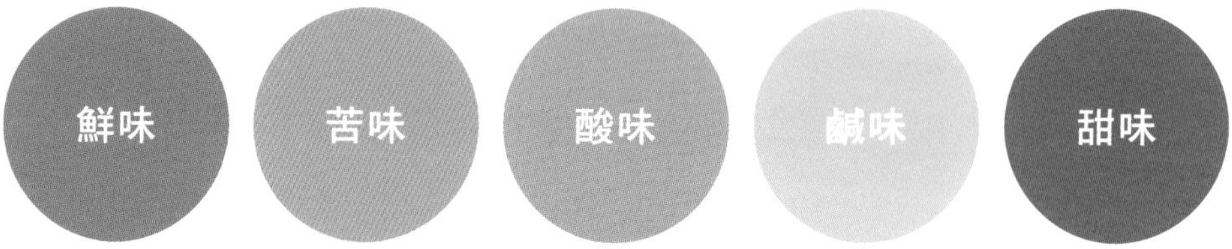

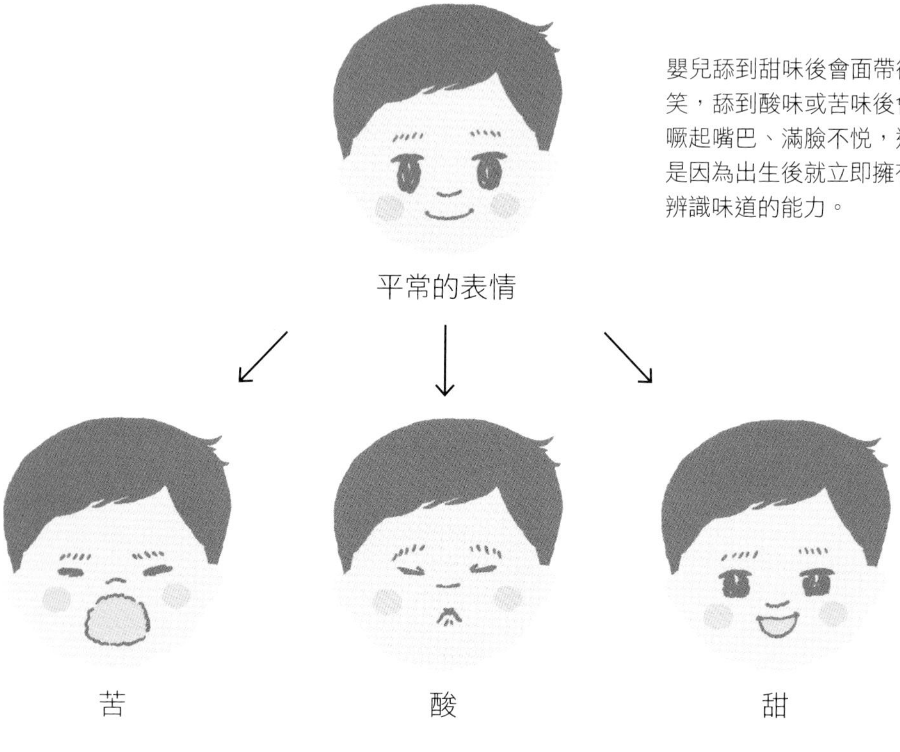

嬰兒舔到甜味後會面帶微笑，舔到酸味或苦味後會噘起嘴巴、滿臉不悅，這是因為出生後就立即擁有辨識味道的能力。

五大味覺的功能

五大味覺具有各自的意義，其功能就是發出警告信號，嚐到「甜味」、「鹹味」、「鮮味」時會提醒身體這些是身體必需營養，感覺到「酸味」、「苦味」時會警告身體這些可能對身體有害。

甜味 ………… 告知身體含有可成為能量來源的醣類。由砂糖中的蔗糖、碳水化合物分解而成的葡萄糖等物質所產生，只是養成過度攝取甜食的習慣後，對於甜味的感覺會變遲鈍。

鹹味 ………… 告訴身體含有可維持體液平衡的必需礦物質。最具代表性的鹹味，就是食鹽中的鈉離子，不過養成攝取重鹹食物的習慣後，對於鹹味的感覺會變遲鈍。

酸味 ………… 水果還沒成熟，或是食物腐壞時吃起來都會酸酸的，所以可視為尚未成熟或腐敗的警告信號。不過醋當中的醋酸，以及檸檬或醃梅子中的檸檬酸等酸味，有時也會讓食物嚐起來更美味。

苦味 ………… 許多有毒食物吃起來都會苦苦的，因此苦味會發出「有毒」的警告信號，讓人覺得味道怪異然後將食物吐出來。但是類似咖啡因這種苦味，對兒童來說會覺得有毒，卻是大人十分喜愛的一種品嘗嗜好。

鮮味 ………… 鮮味是在提醒身體這種食物內含生存不可或缺的蛋白質。例如肉類、魚類、柴魚片中的肌苷酸，昆布及起司中的谷胺酸，乾香菇及蕈菇類中的單磷酸鳥苷，這些物質都含有鮮味成分。

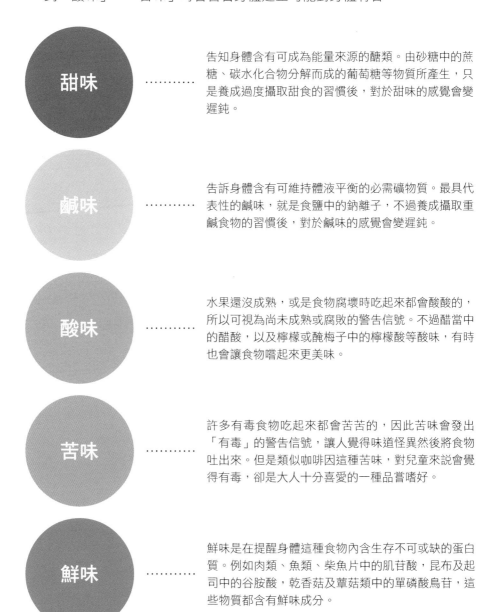

味道靠舌頭上的味蕾來感覺

每一個味蕾都具有感知五大味覺的細胞

所謂的味道，就是食物入口時舌頭上的感覺。究竟舌頭具有哪些構造，才得以感覺到味道呢？舌頭表面存在著被稱作舌乳頭的突起結構，每一個舌乳頭上都分布著洋蔥狀的味蕾。味蕾當中存在著味覺細胞，這些味覺細胞會發揮感知味道的功能。也就是說，食物經牙齒咀嚼後，混合著唾液的食物會接觸到位在舌頭上的味蕾，進而感覺到味道。

接著再來看看味蕾的結構，每個味蕾各自具有可感知甜味、鹹味、鮮味、酸味、苦味的受容體，再經由受容體分別透過味覺神經傳達至大腦。也就是說，舌頭上存在著許多味蕾，因此在任何一個地方能感覺到五大味覺。

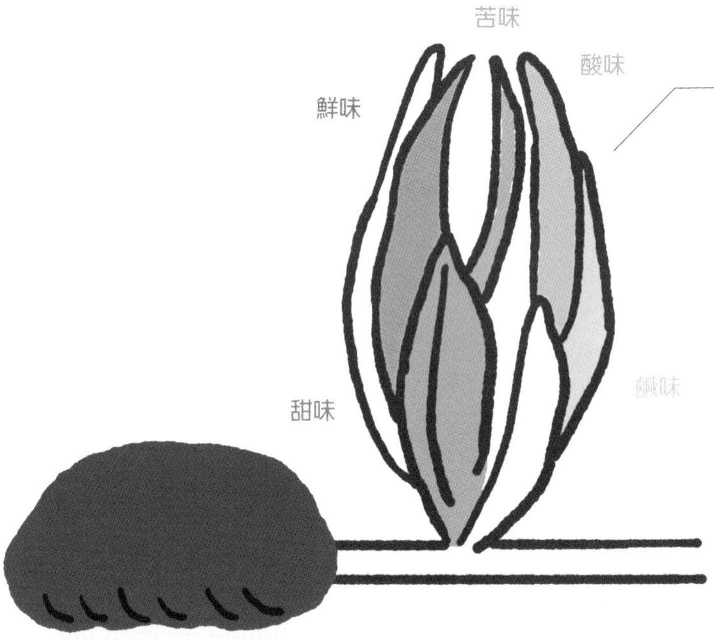

味蕾

味蕾當中存在著味覺細胞，當溶解於唾液的食物一接觸到覆蓋在味覺細胞前端的生物膜後，就會藉由味覺神經刺激到大腦，感知到味道。

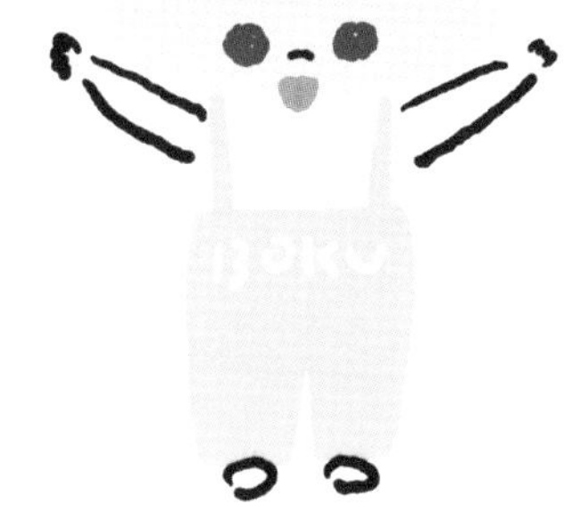

味覺的傳導模式

味蕾當中具有分別感知五種基本味道的受容體，再將不同的味覺訊息分別傳達至大腦的中樞神經。

「美味」須具備色、香、外觀

美味度也會受孩子的狀態與氣氛所影響

孩子會感到「美味」的食物，基本上都是身體必需的味道。但是美味也會受到味覺以外的因素所左右，例如同樣的食物在家裡吃，與在戶外公園和朋友一起享用，嚐起來味道就會不同。

聞起來香不香、咀嚼時的口感如何，都會影響食物的美味度，此外造型可愛也會令人感覺好吃。再者累了或想睡覺時會使食物變得不美味，一直被催促「快點吃」的時候，也會無法平心靜氣地品嘗味道。孩子在進食當下的狀態，以及過去所接收過的食物資訊，還有時間、場所、氣氛等環境條件，都是構成美味度的要素。當孩子偏食、挑食時，不妨想想看這些要素是否有令孩子感覺到不愉快之處？

構造美味度的要素

味覺

在五大味覺當中，感覺甜味、鹹味、鮮味品嘗起來是美味的，酸味、苦味品嘗起來則很難吃。此外辣味吃起來會不舒服，澀味、嗆味會出現麻麻的刺激感。

嗅覺

辨識香不香或氣味如何的關鍵。大多會殘留在記憶深處，例如記得蒲燒鰻魚香香甜甜的味道。而這也會成為引起食欲的要因之一。

狀態、資訊、環境

剛長牙或身體狀況不佳時，甚至疲累或被責罵時，吃東西就會感覺不美味。如果正巧這段時間很睏或是場所太吵雜，還有太冷太熱都會影響。

視覺

兒童本能偏好暖色系的食物。許多孩子對於顏色相當執著，例如喜歡白色食物，討厭綠色食物。形狀、光澤、透明感等，也都會成為美味度的要素之一。

觸覺 聽覺

排斥過冷或過熱等極端溫度。美味度也會受到入口時的軟硬度、口感、黏稠度所影響，咀嚼時的聲音甚至會左右一個人的喜好程度。

「美味度」可分成哪幾種？

美味度除了用舌頭的味蕾感覺之外，各種要素也會經由不同的感覺器官傳達至大腦，最終才能判斷出食物的美味度。以客觀的角度來觀察，可分成下述4種。大家不妨一起來思考看看對兒童而言，美味度究竟具有什麼意義。

1

誘使身體攝取必需食物的美味度

當身體缺乏必需營養素的時候，就會誘發生理需求。例如疲勞時想吃些甜食，就是因為大腦需要攝取醣類分解後所產生的葡萄糖。而運動後會感覺水很好喝，也是因為身體需要水分的關係。迎合當下所需食物的味道，就會感覺「美味」。

2

味道殘留在記憶深處的美味度

比方像是「媽媽的味道」，雖然與一般人認知的美味度無關，但是從小就習慣這種味覺，也是能夠獲得安心感的美味度。好比味噌湯或納豆這種日本特有的美味度會代代相傳一樣，日常生活中所習慣的飲食文化，也會傳承給下一代。例如氣味濃烈的熟壽司等食物，對於某些地區的當地人而言，便如同精神糧食般的存在。

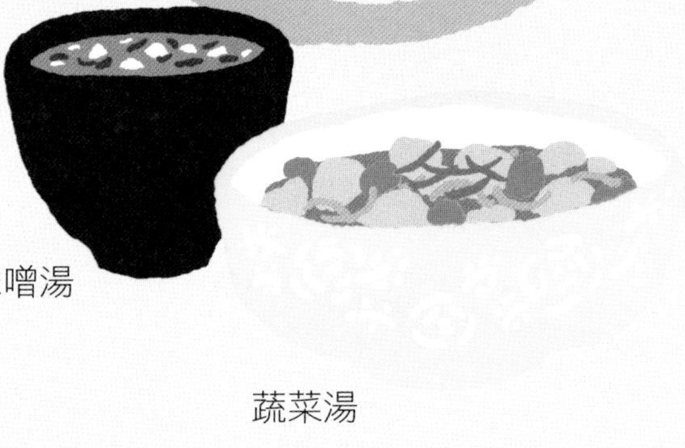

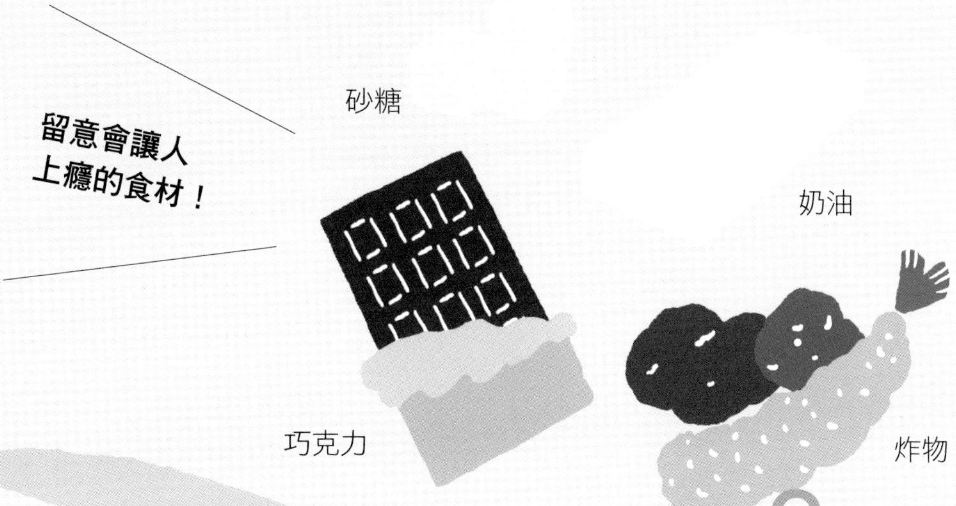

3

一口接一口
停不下來的美味度

某些特定食材，具有會令人上癮的吸引力。最具代表性的食材就屬砂糖與油脂。攝取會令人上癮的食材後，會分泌出名為β腦內啡的大腦賀爾蒙，使人出現幸福感。肉類的脂肪以及炸物等食物，同樣也具有會令人一口接一口停不下來的傾向。再舉一個很好的例子，就是柴魚高湯，不過愛上柴魚高湯的鮮味並不是件壞事。

4

經口耳相傳的資訊
所形成的美味度

成長至幼兒期後，母親或親友的說話內容，甚至從電視等媒體所接收的資訊量會變得愈來愈多。會因為「某某小朋友討厭某種食物，所以自己也不喜歡」，或是「海帶看起來很噁心」等先入為主的觀念，而排斥先去實際嚐看看味道便開始討厭起某種食物，反過來說，有時也會因為得知某些資訊，而一股腦地認為某種食物很美味。

嬰幼兒期所攝取的食物將形成味道的基礎

3歲前會充分運用大腦所累積的味道記憶

想要培養兒童的味覺，關鍵在離乳期至幼兒期這段時間灌輸美味度，這個原因將從大腦的構造為大家進行解說。

大腦分成動物與生具來的原始大腦區塊，以及在進化過程中所獲得的新生大腦區塊。下圖中的腦幹與大腦邊緣系統就是原始大腦區塊，包含大腦皮質與小腦等處則屬於新生的大腦區塊。

位於原始大腦區塊的海馬迴是掌控記憶的結構，食物的資訊也會彙集在此。將資訊灌輸進海馬迴後，就會形成對食物的偏好。這部分的原始大腦區塊會在3歲前完成，在這之前主要都是使用原始大腦區塊。由此可知，在0至3歲左右「灌輸味覺」是相當重要的一件事。

接下來原始大腦區塊與新生大腦區塊會一起連動，辨識「食物好不好吃」。

大腦的構造

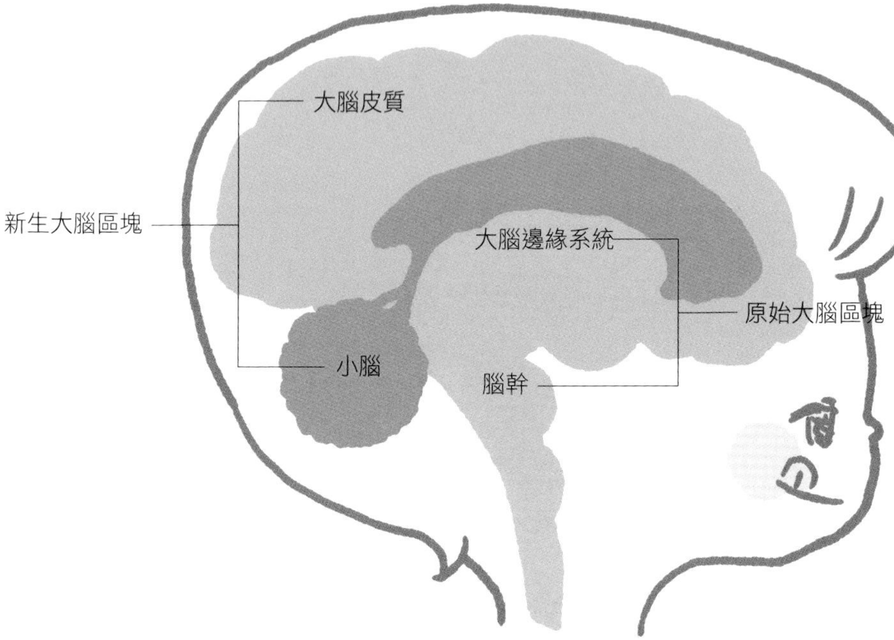

原始大腦區塊負責動物生存時必備的基本機能，低等動物同樣擁有原始大腦區塊。新生大腦區塊則是在進化過程中所形成的部分，像人類的新生大腦區塊就會變得愈來愈龐大。在3歲左右之前如能將味道灌輸進原始大腦區塊的海馬迴，長大後就會形成偏好味道的基礎。

第2章

味覺平衡養成的方法

味覺是經由體驗各種食材及不同味道培養而成。怎麼做才能讓孩子懂得辨識味覺、善用味覺呢？接下來就要為大家介紹七個幫助孩子培養味覺的原則。

原則 1

讓孩子體驗各式各樣的食材與味道

味覺的發展

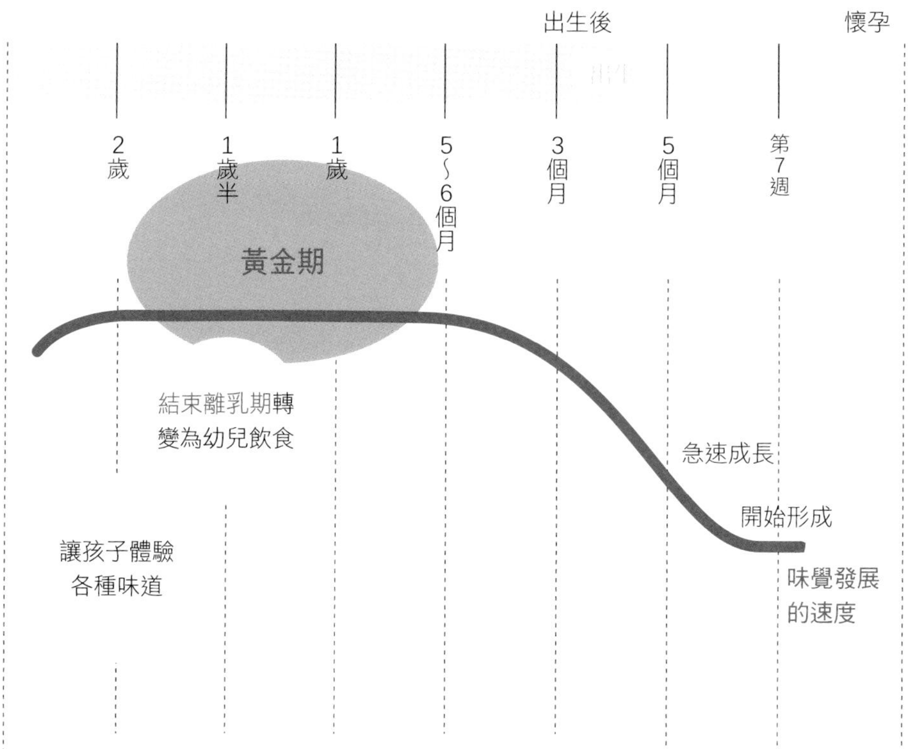
懷孕
出生後
第7週
5個月
3個月
5～6個月
1歲
1歲半
2歲
黃金期
結束離乳期轉變為幼兒飲食
急速成長
開始形成
味覺發展的速度
讓孩子體驗各種味道

孩子在母親肚子裡時（懷孕第7週左右），味覺便開始形成了，在出生後約3個月之前會急速成長。直到出生後5個月～2歲左右為止，是接受各種味道的黃金期。這時候是拓展味覺接受度的最佳時期。

離乳期至幼兒期是訓練味覺的最佳時期

剛出生的嬰兒味覺十分敏感，排斥母乳及牛奶以外的味道。但是一旦開始接觸副食品後，十分敏感的味覺就會稍微退化，開始接受各種食材。

離乳期應盡量將多種食材加工成方便食用的形狀，餵食孩子品嘗食材原始的風味。等到一日三餐順利進食，1歲半左右長出第一乳臼齒後，就可以切換成幼兒飲食。接下來長到2歲左右，再於食譜中下工夫，讓孩子逐漸習慣大人的調味方式。

出生後5～6個月至2歲左右為止，這段時期什麼味道孩子都能接受。過了這段時間之後才會開始出現偏食，所以是培養味覺的最佳時期。

原則

2 反覆餵食讓孩子學習味道

巧妙運用灌輸味道的效果

除了大人之外，孩子也是一樣，老是吃相同的食物一定會吃膩。儘管如此還是要堅持下去，切記一定要反覆餵食孩子相同食物。舉例來說，1歲過後有些孩子會只吃有味道的米飯，但是偶而餵食白米飯的話，孩子還是會願意吃。也就是說，對於食物的偏好可藉由反覆學習養成習慣。

高湯的鮮味，也能經由重覆學習灌輸味覺。不過若是餵食孩子重口味的食物，將妨礙千辛萬苦灌輸的味覺。從2歲左右開始，每次少量讓孩子嘗試大人使用的調味料雖然不是件壞事，不過千萬不能大量加入食物當中，否則孩子將無法學習到食材原始的風味，降低味覺的接受度。

會覆蓋味道的調味料

在離乳期、幼兒期應盡量避免使用番茄醬、美乃滋、沾醬、淋醬，因為味道過重將導致孩子吃不出食物的原味，恐有造成味覺遲鈍之虞，若要使用的話，切記少量即可。

＊覆蓋就是遮蓋該素材原始具有的特性。

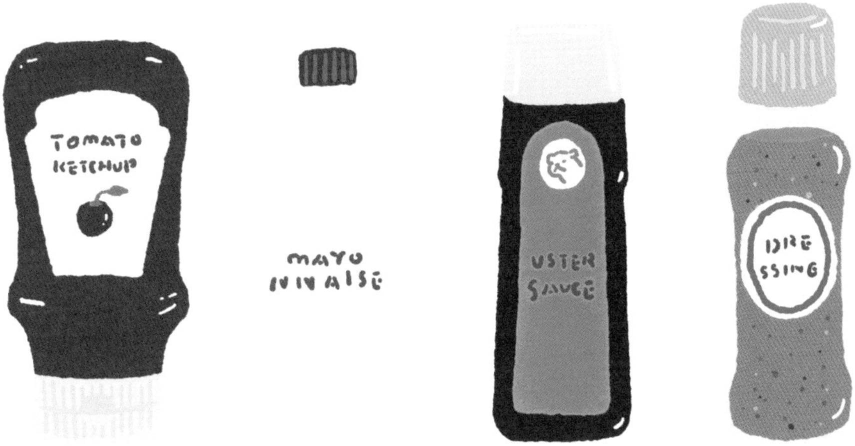

番茄醬	美乃滋	沾醬	淋醬
除了番茄之外，還內含糖類、醋、食鹽、洋蔥、辛香料等。味道濃厚。	原料有植物性油脂、蛋黃、醋、食鹽、調味料、辛香料等等。特徵為油脂含量高。	內含蔬菜、水果、醋、食鹽、辛香料等。大多會以焦糖色素加以調色。	原料含有植物性油脂、醋、辛香料，但是不同種類的淋醬會加入不同的調味料及添加物。

原則

3

灌輸高湯的美味

何時可開始灌輸柴魚高湯的美味？

柴魚高湯也是會令人上癮的食材之一。經由老鼠實驗證實，將澱粉加進天然柴魚高湯中餵食離乳期及成長期的老鼠後，在離乳期被餵食柴魚高湯的群組出現了上癮的反應。

群組	出生後 0～2週	離乳期	離乳期 結束後	實驗結果
A	×	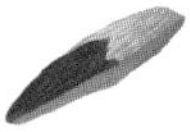	×	在離乳期餵食柴魚高湯會出現上癮的反應
B	×	×	×	任何時期都不餵食的話，對於柴魚高湯不會出現偏好反應
C	×	×	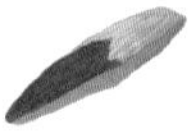	在離乳期結束後餵食，對於柴魚高湯也不會出現偏好反應

※根據龍谷大學伏木亨教授的實驗

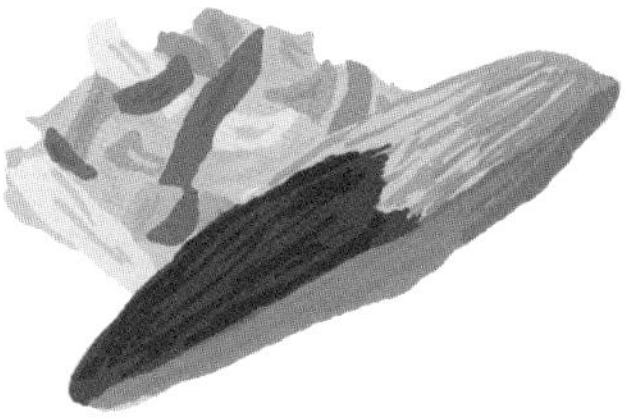

趁離乳期為孩子灌輸柴魚與昆布的鮮味

現在這個時代由於飲食多樣化的關係，各式異國美味都能簡單品嘗得到，也有很多機會攝取到高糖或高油的飲食，這些高糖高油食物同樣也會讓孩子吃下肚。偶而少量攝取並無妨，但是甜味以及脂肪味都是會令人上癮的味道，因此容易過度攝取。為了避免這種情形，應灌輸孩子高湯的美味，這不但是日本傳統的味道，也能奠定飲食文化。而且正如上表所示，離乳期最適合用來灌輸高湯的美味。

高湯的基本風味來自於柴魚及昆布，據說將這二種味道融合之後，鮮味在相輔相乘下可提升七倍。倘若孩子能夠學習到這種鮮味，未來應可保持健康的飲食習慣，不會偏好高糖高油。

高湯的煮法

柴魚片最好使用枯節削製而成，不過用荒節削製而成的「花柴魚片」也無妨。昆布請準備利尻昆布或真昆布，才能煮出美味且香氣十足的清澈高湯。參考下述煮法熬煮而成的高湯，就是所謂的一番高湯。

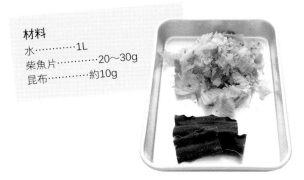

材料
水…………1L
柴魚片…………20～30g
昆布…………約10g

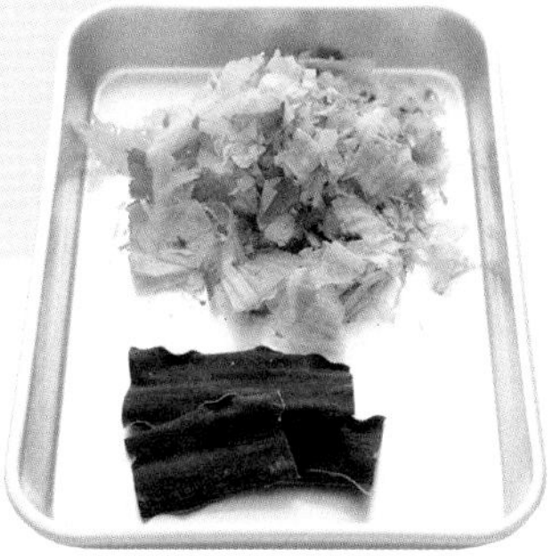

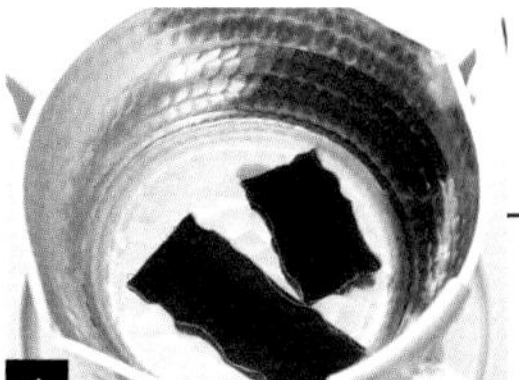

1 將水倒入鍋中浸泡昆布，冬天浸泡1個半小時，夏天浸泡20分鐘，春秋兩季約浸泡40分鐘。

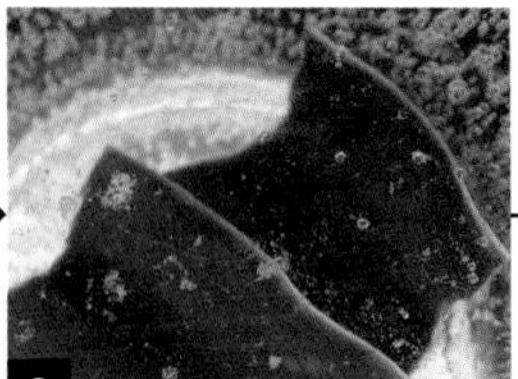

2 以較弱的中火加熱作法1，充分加熱後鍋子內側會冒出一顆顆的水泡。

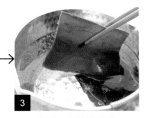

3 呈現作法2的狀態後將昆布取出。

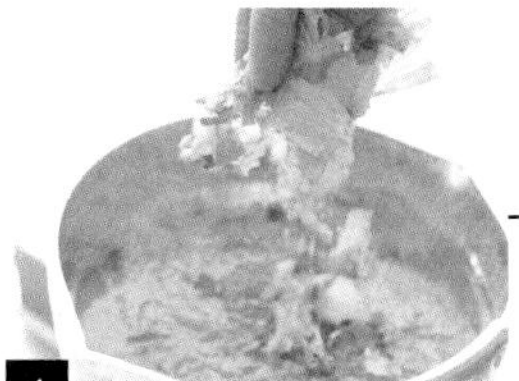

4 繼續整鍋加熱，快要沸騰前加入柴魚片。熄火後直接放置幾分鐘，接著柴魚片會往下沉。

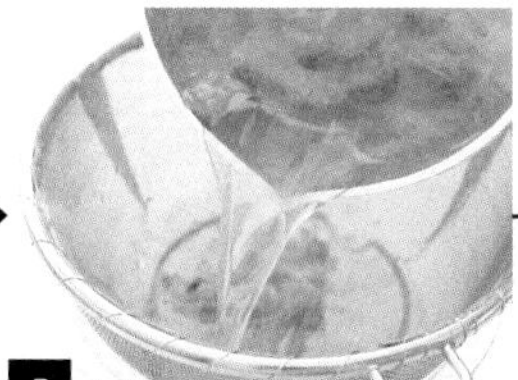

5 將濾網放在大碗上（或是將過濾紗布重疊鋪在濾網上），再倒入高湯過濾。

6 過濾好的一番高湯。利用煮完高湯的昆布及柴魚片再次熬煮，就能製作出用來料理滷味的二番高湯。

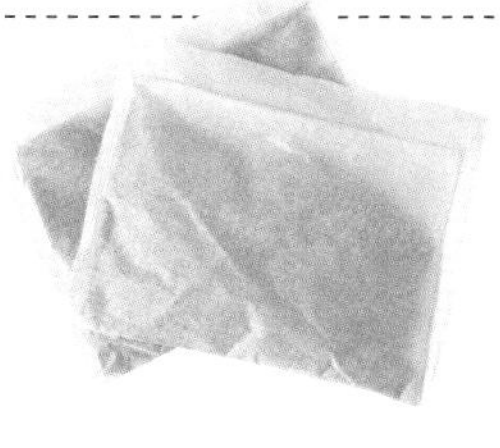

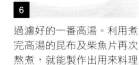

也可以用柴魚高湯包熬煮

時間不夠的時候，不妨使用將柴魚磨成粉狀的高湯包來取代柴魚片，即可節省過濾的步驟。高湯包的煮法如下，在鍋中熱水沸騰前將火關小，再加熱2～3分鐘。

味道會經由學習留下記憶

孩子的味覺會在學習味道的過程中不斷成長。究竟他們是如何學習，又是如何留下記憶的呢？會出現偏食的原因，似乎也與味道的學習息息相關。

1 學習這種味道是安全的

第一次嘗試某種食物時，會五感總動員學習這種食物是否安全。雜食性動物在本能性的警戒反應下，行為謹慎的孩子單靠一、二次的品嘗並無法學習到這種食物的味道。應反覆餵食，或是讓孩子觀察大人進食時的情景，使孩子了解這種食物是安全的。例如苦味及酸味對孩子而言就會比較難以接受。

2 學習將不悅的經驗殘留在記憶中

品嘗某種食物後，一旦出現身體不適的情形時，這種食物的味道及氣味就會殘留在記憶中，有時會讓人產生排斥感，例如吃牡蠣後嘔吐的經驗。而酸味或苦味會被大腦視為不愉快的信號，因此也會開啟「排斥」的開關。

3 學習愛上某種食物

比方像身體不適時，碰巧吃了某種食物後回復健康，就會讓人留下身體狀況好轉與某種食物有關係的記憶，因而愛上這種食物。

4 學習與歡樂回憶或痛苦回憶作連結

像是女兒節吃的散壽司、運動會吃的炸雞等，會與歡樂回憶連結在一起的食物，就會讓人很愛吃。反觀被強迫吃下肚的食物，或是被責罵當下所吃的食物，就會讓人變得不愛吃。對於食物會產生偏好或排斥都是事出有因的，尤其在幼兒期切記不能勉強孩子吃下某種食物。

5 學習了解味道的差異

有些飲食經驗豐富的人，只要吃過某道料理就知道出自哪家主廚之手，雖然這種情形在兒童身上並不常見，但是應讓孩子學習懂得辨別味道的差異。

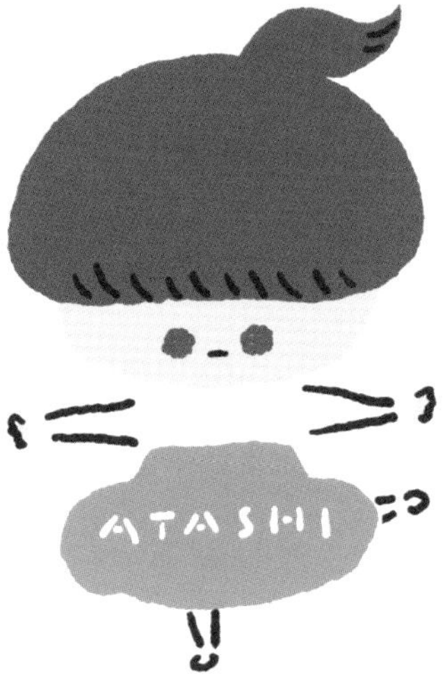

原則

4

營造用餐很快樂的環境

營造歡樂的用餐氛圍

例如讓孩子從小習慣「分食」的用餐方式，在可以偷工的地方節省力氣，將多餘的心力用在營造愉悅的用餐環境上。大人小孩都能在毫無壓力的狀態下用餐，也是餐點是否美味的條件之一。

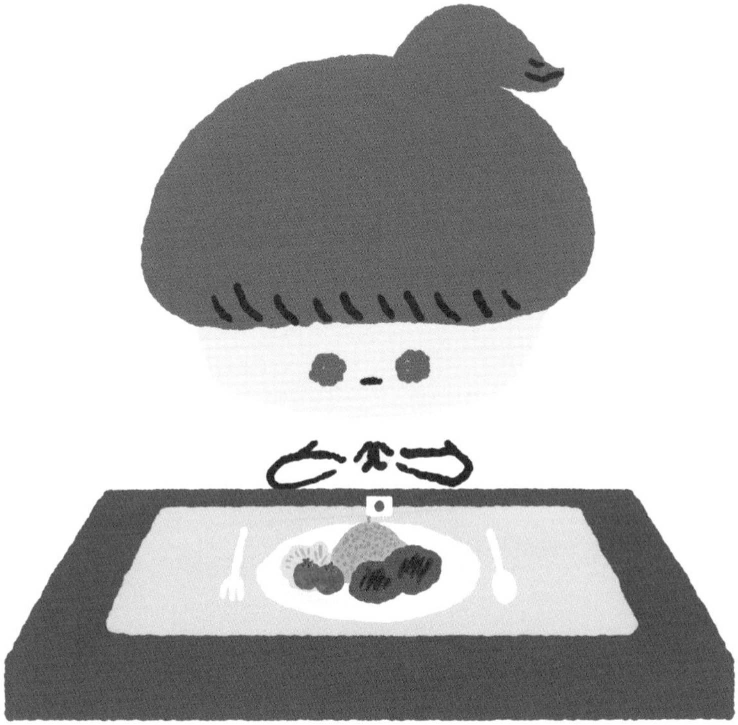

用餐環境愈愉快 愈能促進孩子獨立用餐

孩子的味覺與「好快樂！」以及「好喜歡！」等情緒有密切關係，因此關鍵在於坐在餐桌上的時候，整個環境能否營造出愉悅的氣氛。在歡樂的用餐氣氛下，就連不愛吃的食材也能在哄騙下吃進肚，甚至感覺很美味。尤其在幼兒期，心理因素與環境會左右美味度。

若將離乳食或幼兒飲食和大人食用的餐點分開烹調的話，一天就得準備六餐，會使人精疲力盡。趁早讓孩子分食大人的料理，才不致於壓力上身。

想讓孩子獨立用餐，例如在幼兒期自己進食，或是在學齡後自己選擇自己的食物，必須得讓孩子打從心底擁有「用餐很快樂」的記憶，才得以達成。

原則

5

拓展孩子的味覺

適合孩子的鹽分濃度

	鹽分濃度	說明
離乳期	0.5%	1歲半前為0.5%，以大人一半濃度為參考依據。一開始只要餵食高湯味道的食物即可，鹹味則應維持在似有若無的程度。
幼兒期	0.6~0.7%	1歲半～6歲前為0.6～0.7%。以一般味噌湯稍微稀釋後的程度作為參考依據。
大人	0.8~0.9%	當鹹味濃度達到大人血液中鹽分濃度的0.8～0.9%時，會感覺很美味。但應避免超出這個濃度。
外食	1.1~1.2%	外食或速食的鹽分濃度大多會高達1.1～1.2%。餵食兒童時應設法稀釋。

長期食用高鹽的食物後，舌頭的感覺會變遲鈍，變得無法辨識五味。「一開始雖然會覺得味道不夠，但卻能品嘗出美味度」的鹽分濃度，才有助於味覺變得更敏銳。

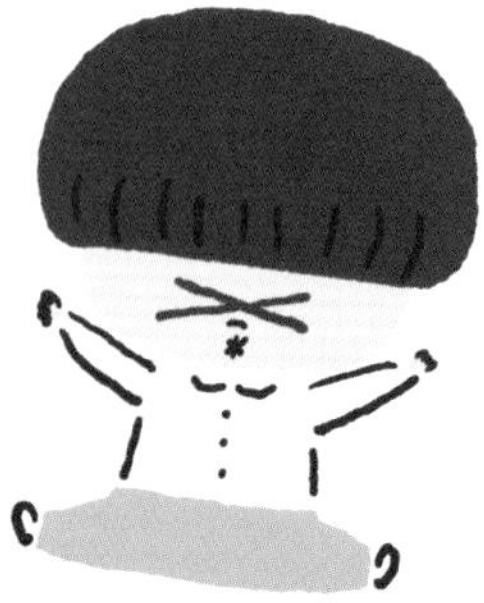

讓孩子嘗試過愈多味道愈能磨練味覺

離乳期應讓孩子嘗試各種食材，到了幼兒期再進一步讓孩子體驗各種味道。讓各種食物的豐富味道記憶在大腦裡，才能使孩子了解味道的差異，也能理解複雜的風味，讓他們的味覺逐漸拓展開來。

再者讓孩子品嘗各種味道的料理後，自然可以攝取到均衡營養，最終才得以打造出健康的體魄。除了孩子偏好的食物以及相同的食物之外，只要逐漸餵食不同的食物，就有機會讓孩子品嘗到當令蔬菜的新鮮好滋味，使孩子的味覺經驗變得更精采。

此外在餐點方面則應保持清淡口味，才能讓孩子品嘗出五味。並且留意鹽分濃度，才能敏銳發揮其他味覺。

拓展孩子味覺的絕竅

除了體驗各種味道之外，諸如讓孩子對食材抱持興趣、使用可以闡述五感的詞彙等等，大人在用餐時的引導，都能拓展孩子的味覺。

讓孩子享受各種味道

當令蔬菜可以品嘗到甜味以及該蔬菜本身的風味。當令蔬菜在營養價值及價格方面皆極佔優勢，應積極攝取，拓展味覺。此外也要切記，應避免每天準備相同菜色（例如小番茄、香腸、現成香鬆等）。少吃會覆蓋味道的食品（參閱第17頁），保持清淡口味。同時也要養成食用健康風味、吃飯搭配味噌湯等習慣。如能享受各種味道，就會讓用餐變得更有樂趣。

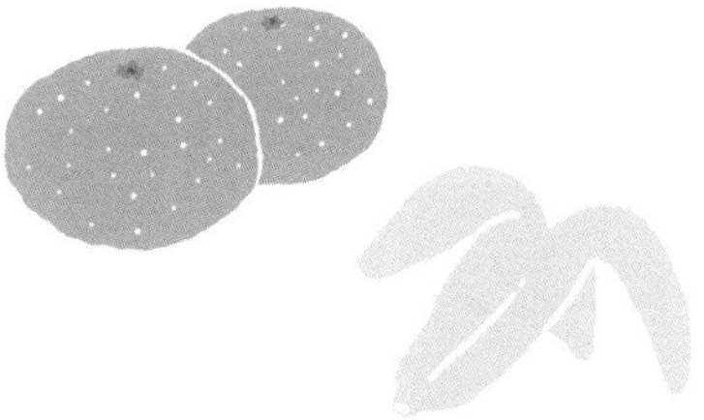

讓孩子體驗食材的差異

可試著用比賽的方式讓孩子試吃比較看看，詢問孩子「比較喜歡有撒鹽還是沒撒鹽的味道？」、「香蕉比較甜還是橘子比較甜？」、「小黃瓜和納豆哪一種在咬的時候會發出聲音？」孩子只要明白差異性，喜歡的味道就會變多，也會對各種不同的味道愈來愈感興趣。

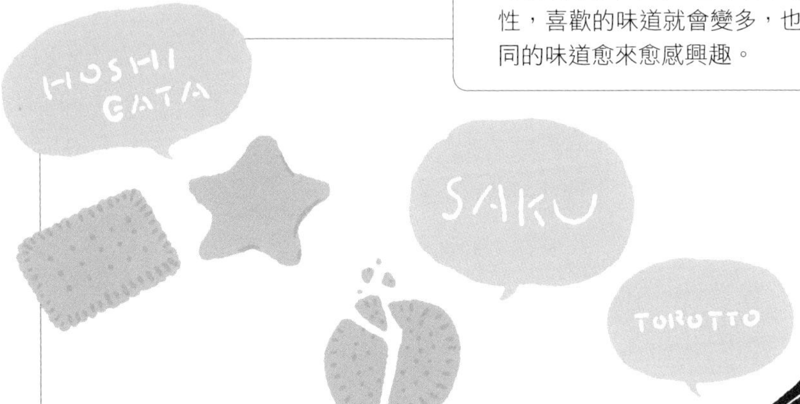

用語言表達出來

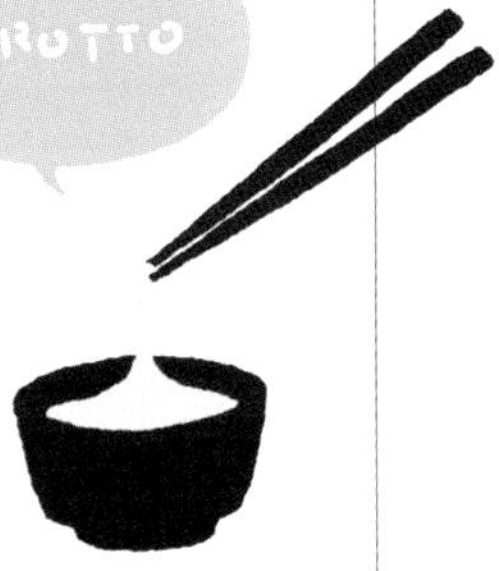

除了味覺之外，還能在餐桌上與孩子多多聊聊對食物的感覺，藉由視覺、嗅覺、聽覺等方式表現出來。讓孩子可以使用適當的語言，譬如描述「稀稀糊糊」與「滑滑溜溜」，還有「紮實」與「酥脆」的差異等。

原則

6

彌補孩子味覺的弱點

苦味及酸味
靠甜味及脂肪味作搭配

不喜歡的味道可添加偏好的味道加以克服。整隻小魚帶有苦味，因此不妨用味醂醬油紅燒，或是將具酸味的檸檬加入帶甜味的地瓜裡一起滷，製造一個讓孩子熟悉味道的機會。

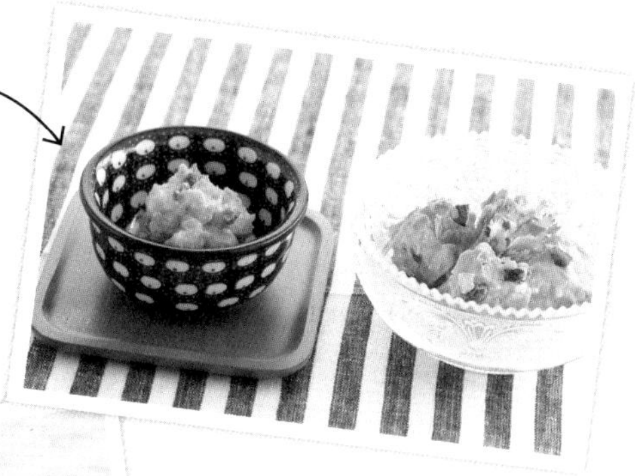

拌入優格

不愛吃優格的孩子，可與具甜味的南瓜一起涼拌，緩和酸味。

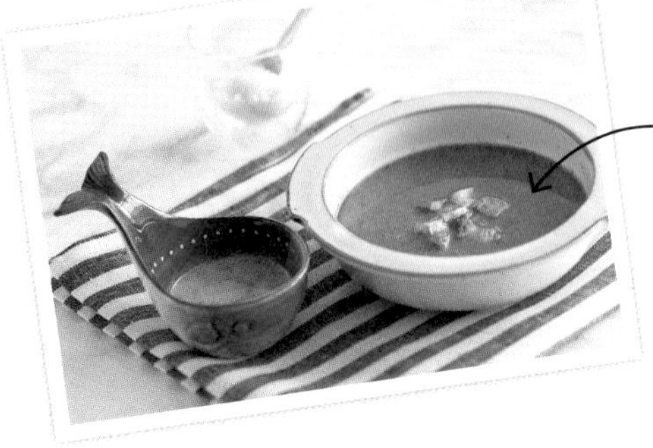

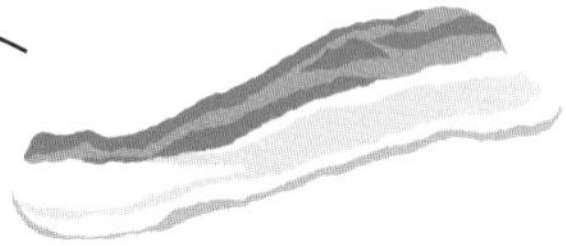

加入培根

菠菜濃湯會殘留苦味，因此可靠培根添加脂肪味。

不能避開不愛吃的味道 而且要善用感性

孩子通常都不喜歡苦味及酸味，因為他們打從還是小貝比時，就必須避開這些味道來保護自己。但是進入離乳期之後味覺會慢慢地愈來愈接近大人，於是得開始面臨逐步克服排斥味道這個課題。

為了讓孩子熟悉並接納苦味及酸味，可試著與孩子偏好的味道，例如甜味及脂肪味作搭配，而且這個方法出奇地有效。

此外當我們特地想讓孩子學習味道時，千萬不能出現妨礙味道養成的行為或刺激，否則孩子會無法辨識這些味道，例如大人多餘的言語攀談及音樂，還有食物的辣味及嗆味等因素都會造成影響。

味道是藉由五感來感受，因此應避免感覺變遲鈍。味覺養成，也正是在磨練感性。

排除妨礙味覺的因素

將環境整頓成得以讓孩子專心用餐的狀態，盡量排除添加物或辛香料，以免孩子嚐不出食物的原始味道。用餐時也不能提供甜食或飲料。

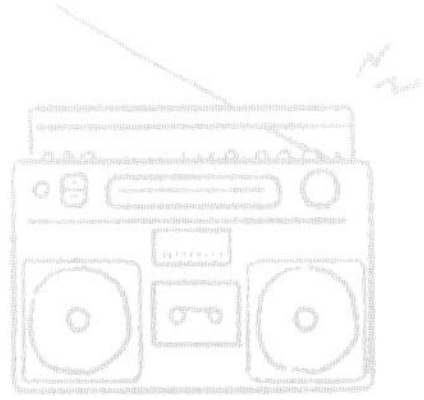

音樂

用餐時播放音樂或廣播會無法集中注意力，當然也應關掉電視，家人在一旁吵鬧時也會影響孩子用餐。

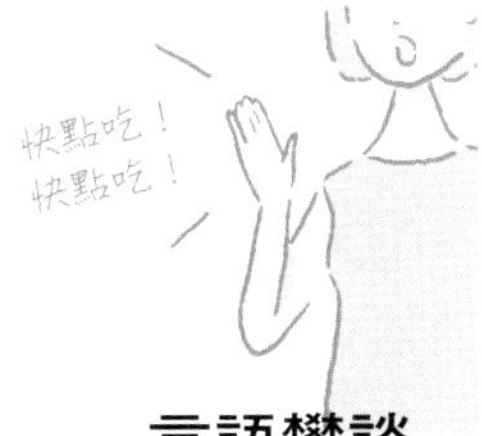

言語攀談

千萬不能跟孩子說「快點吃」這句話，或是過度稱讚也等同是在灌輸多餘的資訊。請讓孩子在用餐時慢慢地品嘗。

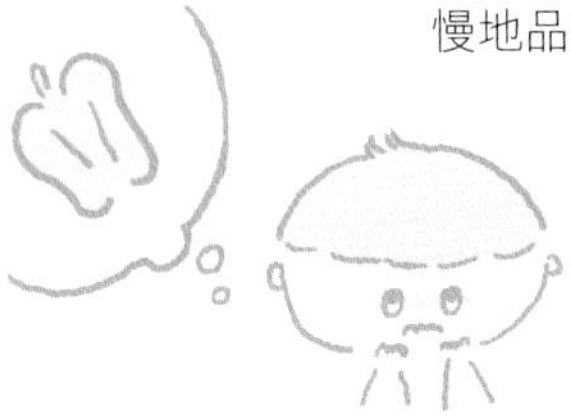

資訊

當孩子聽得懂大人在說什麼之後，就會受到耳朵所接收的資訊所影響，比如說「聽說某某小朋友討厭吃青椒」、「曾在電視上看到某種食物會苦」。

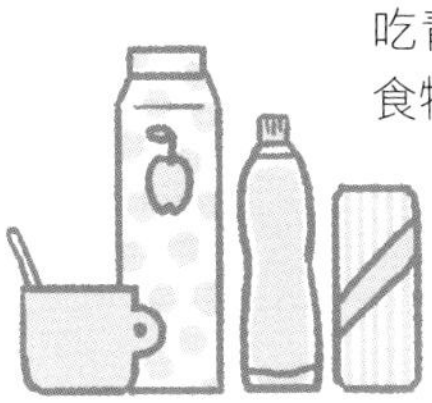

香料、色素

香氣濃烈的香料會完全覆蓋住味道，色素也會產生人工的味道，而且顏色過度干擾視覺後，也會導致味道分辨不出來。

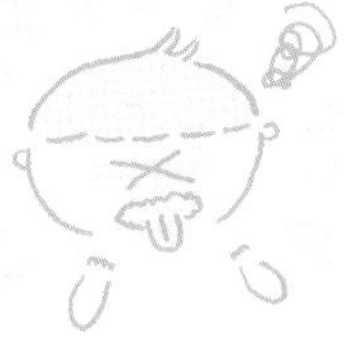

辣味、澀味、嗆味、溫度

避免使用刺激性強的調味料，或餵食帶澀味及嗆味的食物。太冷或太熱也會影響味道。

TYPE 1

食量少、不定量

孩子不吃飯的時候，盤子裡的食物要裝少一點，排斥的食材應與偏好的食材作搭配，讓孩子體會吃光光的滿足感。飲食不定量有時是因為想要撒嬌，所以無需擔心，但是當食量少又不定量的時候，千萬不能靠點心來補充。可以親子一起準備料理，或是一起種植蔬菜，讓孩子對食物產生興趣，這也是很重要的一件事。

TYPE 2

過食

在孩子的大腦滿腹中樞尚未完全發展的階段，很難出現吃飽了的感覺，直到3歲左右才會逐漸明白滿腹感。當孩子吃完還想再吃時，不能只提供白飯或主菜，應等孩子逐漸將分配給他的全部菜色吃完後，再添加飯菜。增加配菜數量時，尤其應著重蔬菜的比例，讓孩子體會吃進大量飯菜後的滿足感。

TYPE 3

吃個不停

有可能是因為每次的用餐量不足，或是無法體會空腹感與滿腹感有何不同的關係。即使孩子喊肚子餓，也不能無限量提供點心。如果已經過了用餐時間，就應該規定孩子離開餐桌或刷牙以結束用餐時間，讓孩子跳脫用餐的氛圍。

原則

7

訂立挑食時的規則，製造克服排斥食物的機會

認真執行餐桌上的禮儀 逐漸累積味覺的經驗

孩子到了2歲左右，就會開始出現偏食行為。觀察兒童大腦對某種食物會出現「排斥」的判斷反應後，可發現一旦讓他們感受到不愉快的經驗，光是讓他們看到那種食物，不悅的情緒迴路就會無條件地活躍起來。但是此時如果能夠讓他們擁有各種經驗或資訊，他們便懂得如何因應。

因此要在生活中貫徹一些規定，例如「一定要試吃一口看看」、「一定要各種料理都嚐遍後再添加飯菜」。而且切記孩子排斥的食物也要繼續端上桌，過陣子他們有時就會大口吃下肚，所以請耐心等待。

基本上食物的種類由大人決定，食用量則由孩子決定。不要「強迫孩子吃」，而要徹底執行訂定的規定，這才是解決偏食最有效的方法。

食育小專欄①

為什麼孩子會偏食？

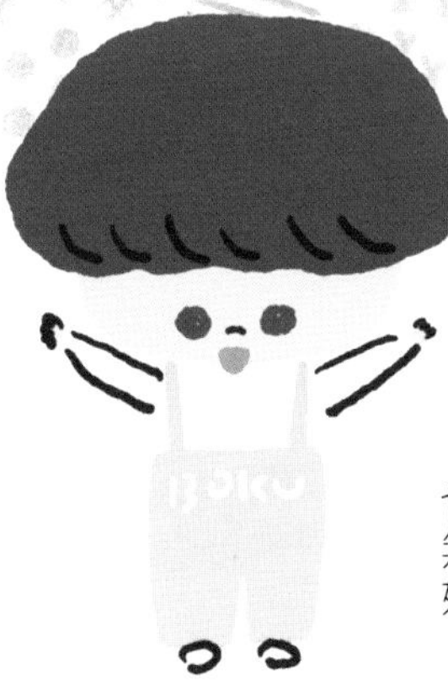

很多家長有「孩子偏食」的煩惱，我認為會偏食的孩子一定都是「感性的孩子」，因為他們都有發現到食物具有各種不同的味道、形狀、氣味。我小時候也很討厭吃青椒和洋蔥，但是後來卻在不知不覺中竟愛上了這些味道。所以我認為偏食的孩子，都會像我一樣轉變。

我每每都會在講座中教導大家如何克服，或如何看待孩子偏食的問題，這麼做就是想讓每天得親手準備孩子飲食的母親，得以寬心一些。老實說，即使孩子會排斥或偏好一、二種食物，也完全不會造成任何問題，因為靠其他食材來補充營養即可。只是如果孩子排斥的食物過多，使他完全不會想要「吃吃看或挑戰看看」的時候，就白費了這世上如此眾多的美食了。因此某天當孩子突然想要「吃吃看」的時候，就得營造一個能提供他們嘗試的環境。

最重要的是，直到孩子味覺拓展開來，不愛吃的食物也能自然吃進口中的那一天之前，都應耐心等待，絕對不要勉強他們吃下肚。

不過還是有些孩子偏食相當嚴重，而且無法克服。這些孩子原本就對食物不感興趣，但是這樣也無妨，人生並不是只有吃這件事而已，因為這個世界除了食物之外，還充滿許多樂趣與喜悅。

一日三餐合計
吃進25種食物即可

請試著計算早中晚三餐的食材，看看合計是否達到25種食物。調味料也算1種食物，所以其實很容易達成。如能超過25種食物，就不會出現營養不均衡的情形。

食品計算方式（範例）

白肉魚漢堡排…………8種食物
└── 白肉魚、山藥、洋蔥、酒、奶油、番茄、鹽、蒜頭

菠菜拌納豆…………5種食物
└── 納豆、菠菜、醬油、高湯（昆布、柴魚片）

洋蔥泥…………0種食物（因為與其他菜色重覆）
└── 洋蔥、高湯、鹽、醬油

合計13種食物

2菜1湯為基本菜色

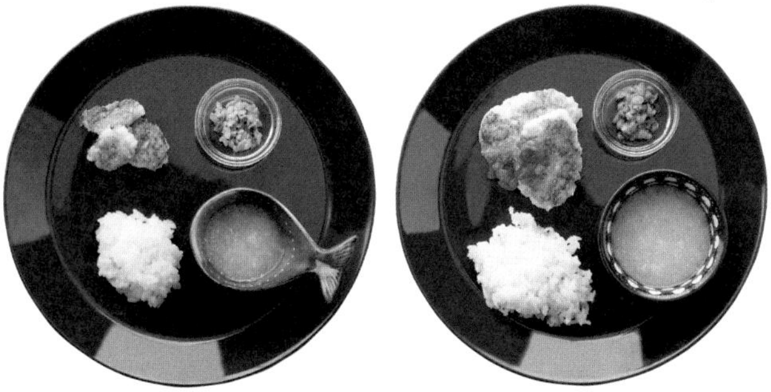

離乳期　　幼兒期

二菜一湯、一天25種食物為基本菜色

離乳期的其中一個目標，就是擴增食材的種類變化。等到孩子學會咀嚼，開始每天吃三餐後，每日三餐就應攝取20種食物，另外離乳期～幼兒期基本上則為一天25種食物，配菜以二菜一湯為參考依據。

早中晚三餐的分量在4歲左右之前皆固定不變，4歲過後早餐可以吃得少一些，但是不能只有早餐不吃。

如果不會對食物過敏，應積極採用當季食材。等到孩子一日吃三餐後，也建議大家可從準備攝取大人吃的料理當中分食，這麼做不僅方便備餐，而且也可增加孩子接觸各種食材的機會。第三章將為大家介紹可與孩子分食的食譜，大家一定要好好參考試做看看。

如何解決「只吃某種食物」或是「完全不吃某種食物」的問題

幼兒期會偏食是很正常的行為，但是過於嚴重的話會讓父母很擔心。接受孩子對某些食物的偏好，同時持續關心孩子的偏食情形，有時偏食的情形也會在不知不覺間好轉。

白飯

只吃這種食物

美味的白米飯是飲食文化的精髓，所以只吃白飯並不是件壞事。如果會擔心營養不均衡的問題，可試著混合一些糙米一起煮。另外也不能常吃白飯＋現成香鬆，在分量上應有所節制。

完全不吃這種食物

會想吃菜飯或拌飯的人，是因為還無法在「口中調味」，使米飯與配菜混合在一起的關係。不妨試著間隔幾天，偶而煮白米飯給孩子試吃看看。

肉類 魚類

只吃這種食物

肉類以及魚類含有製造身體肌肉及血液的蛋白質。因為小孩的牙齒還沒有長出可以用來磨碎穀類的臼齒，因此自然會愛吃較多的肉類或魚類。只不過應避免攝取過量脂肪含量較多的肉類。

完全不吃這種食物

將絞肉與煮熟的白米飯混合成型，就能降低纖維組織的口感，此外也能用葛粉來勾芡。不喜歡吃整塊肉的話，也能事先加些麴醃漬一下，想辦法讓肉類變軟一點。

蔬菜

只吃這種食物

蔬菜中的豐富礦物質及維生素有益健康。雖然完全不吃穀類、肉類、魚類的孩子會出現問題，但是如能因此愛吃大量蔬菜的話，也有助於熟悉各種味道及口感。

完全不吃這種食物

許多兒童討厭蔬菜，因此不妨用點巧思，例如切碎後用高湯煮一煮，或是切成長條狀讓孩子用手抓著吃。或是讓孩子從圖鑑或繪本了解蔬菜種植方式，這樣有時也能讓孩子從此愛上吃蔬菜。

哪些是成長必需的營養素？

鐵

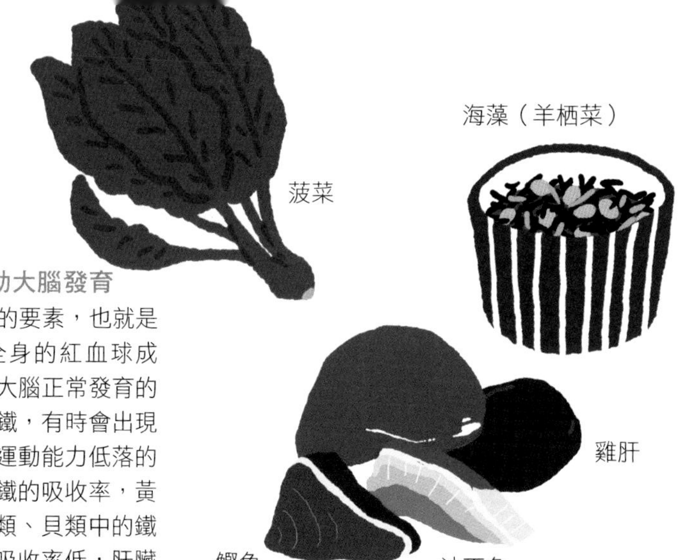

製造血液，幫助大腦發育

鐵是構成血紅素的要素，也就是將氧氣運送至全身的紅血球成分，更具有幫助大腦正常發育的作用。一旦缺乏鐵，有時會出現輕度貧血、或是運動能力低落的情形。關鍵在於鐵的吸收率，黃綠色蔬菜、海藻類、貝類中的鐵（非血紅素鐵）吸收率低，肝臟及魚肉當中的鐵（血紅素鐵）吸收率高，因此建議大家善用方便料理的雞肝。

鋅

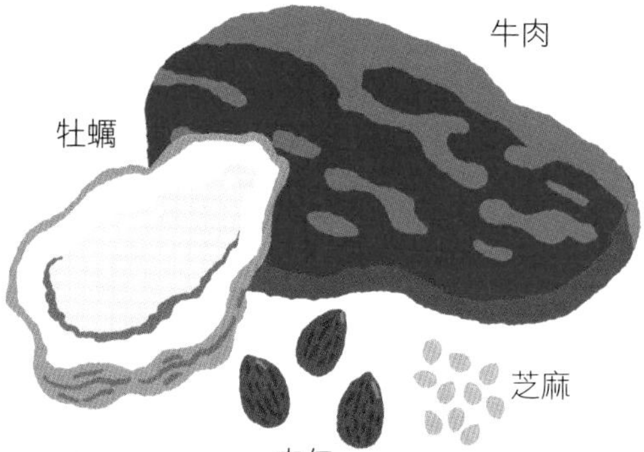

幫助成長，調節大腦運作

鋅是成長賀爾蒙所需蛋白質不可或缺的營養素，此外也可調節大腦資訊傳達相關組織的運作。一旦缺乏不僅骨骼無法成長，也容易引發味覺障礙。牡蠣、牛肉、肝臟、芝麻等富含鋅，但是只要遇到食品添加物中的磷酸化合物，鋅就會被吸附而排出體外，所以要特別留意。

留意攝取大腦及骨骼必需的4種營養素

嬰幼兒時期所攝取的營養素，將對日後的成長造成重大影響。舉例來說，縱使擁有身高很高的基因，但是如果未在5歲之前充分攝取形成骨骼有關的營養素，身高可能就無法長得很高。此外營養是否均衡，也會密切影響大腦的成長。

碳水化合物、蛋白質、脂質、礦物質、維生素，每一種都是成長所需的營養素。在這裡希望大家能更深入了解，並且刻意加以攝取的營養素有鐵、鋅、鈣、脂肪，因此在本章提出來作說明。這4種是大腦發展以及骨骼形成時不可或缺的營養素，攝取含有這些營養素的食材才能達到全面性的營養均衡。

脂肪

（不飽和脂肪酸）

大腦成長的必需營養素

大腦有60%為脂肪，大部分的大腦組織在出生後至1歲半之前就會完全長成，這段時期大腦成長最需要攝取優質的脂肪（脂肪酸）。所謂的優質脂肪酸，就是Omega-3脂肪酸、Omega-6脂肪酸這些必需脂肪酸。希望讓孩子攝取的是含有大量Omega-3脂肪酸的魚油、亞麻仁油、紫蘇油。魚油含有DHA、EPA，有助於大腦運作。亞麻仁油、紫蘇油、白紫蘇油只要在味噌湯等料理完成後加上一滴便足矣，尤其亞麻仁油沒有特殊氣味，使用方便，只是容易氧化，因此要放在冰箱中保存，並避免加熱烹調。

紫蘇油

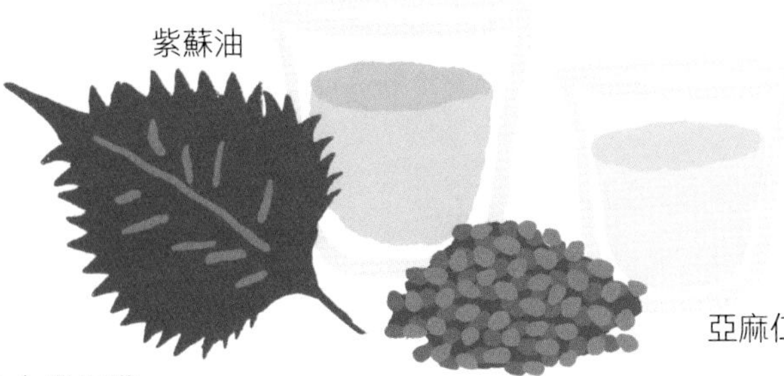

亞麻仁油

青花魚

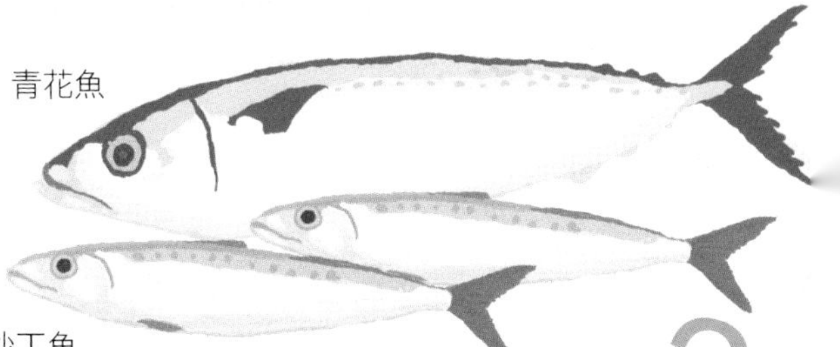

沙丁魚

反式脂肪不利健康？

反式脂肪是將植物油添加氫氣後變成固體化的產品。用來製作人造奶油、麵包或甜點的材料植物性鮮奶油，就含有大量的反式脂肪。由於不存在於自然界，因此據說不容易在體內分解，另外也有研究指出過敏患者與反式脂肪有所關聯。

牛奶

優格

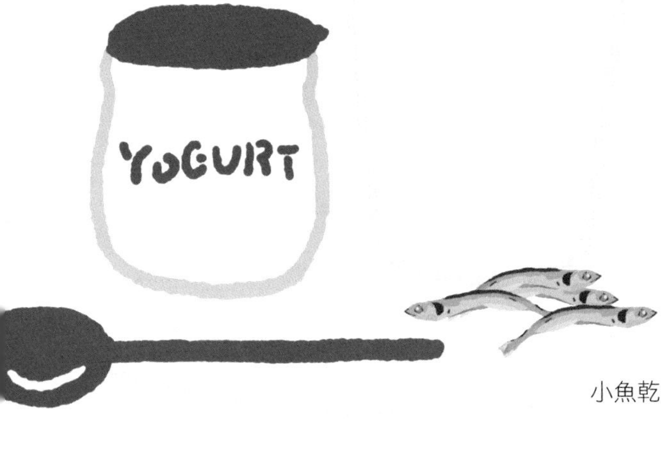

小魚乾

鈣

骨骼及牙齒的必需營養素

鈣是形成骨骼及牙齒不可或缺的營養素，大部分都會在成長期儲存於體內，長大成人後將不斷流失，因此小時候必須盡可能提早大量攝取鈣質，而且一日的攝取量與大人一樣，最好須達到800毫克左右。1歲以後可餵食牛奶或小魚乾以補充500毫克的目標量，也能在配菜中加入魩仔魚，或是用無鹽可直接食用的小魚乾當成點心，甚至於磨成粉狀當作拌飯香鬆來吃。

食育小專欄②

如何培養爸爸的味覺？

很多人因為「孩子的父親嚴重偏食，擔心會影響孩子」，或是「想以孩子為主準備清淡口味的飯菜，但是孩子的父親卻偏好重口味」的關係，前來諮詢我的意見。

味覺受環境影響的程度比遺傳更為顯著，孩子會對平時不常吃的食物抱持警戒心，觀察父母仔細注視他們吃完後的反應。所以父母吃完東西可以告訴孩子「食物很好吃」，孩子才能安心地放入口中，如此即可改善孩子偏食的行為。

不妨向孩子的父親解釋，「陪孩子一起吃，以免孩子偏食」，請他將食物吃下去。再者也能告知食用這些食物的優點，例如「營養價值高」、「新鮮」、「有益身體健康」等資訊，這樣也能看出不錯的效果。

關於「偏好重口味」的問題，品嘗一般鹽分濃度的料理會感覺沒什麼味道的人，可能他的味覺已經變遲鈍了。味覺退化有可能是因為缺鋅的關係。添加物當中也含有會妨礙身體吸收鋅的成分，所以應留意避免添加物攝取過量的問題。

用餐時孩子的父親會不會一直盯著手機，或是邊吃邊看電視呢？視覺或聽覺的資訊也會讓吃東西時的感覺變遲鈍。用餐時不妨在安靜的環境下請父親一起坐在餐桌，猜猜看料理當中加入了哪些食材。快樂的談天說地，也有助於培養親子的味覺。

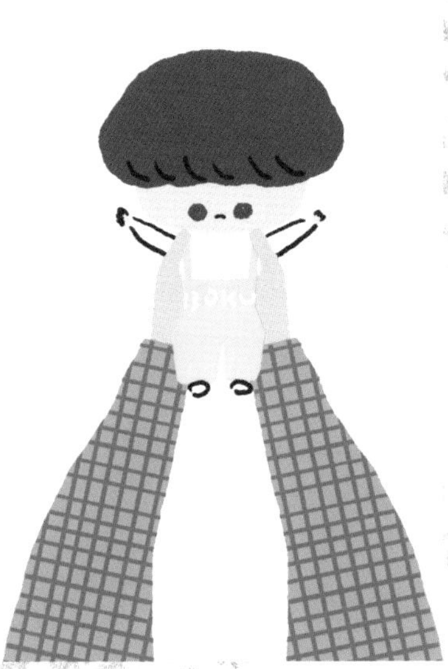

第3章

味覺平衡養成食譜集

實踐第1章、第2章說明過的「味覺養成方法」後，本章所介紹的食譜，可同時完成大人的餐點，再以「分食」的模式讓孩子盡情享受五大味覺，逐一克服不喜歡的味道。

食譜使用方式

- 食譜皆採分食模式，基本上以大人食用的作法為主，其中會再依離乳期、幼兒期說明不同的調味方式及切法。許多大人食用的食譜還會在最後步驟添加食材。
- 離乳期用的食譜，是以開始每天吃三餐的離乳食後期～結束期（9個月～1歲半）的嬰幼兒為對象。請依照孩子的發展狀況以及離乳食的接受程度，將食物加工成糊狀或切成小塊。幼兒用食譜以1歲半～5歲的幼兒為對象，分量請視孩子的發育情形酌量增減。食譜的分量以2名大人＋1名兒童為依考依據。
- 此外調味料的分量請適度調整，反覆試做後，配合每個家庭的喜好完成「習慣的美味料理」。
- 火候控制如果沒有另外標註的話，請以中火進行烹調。
- 分量的標記說明如下：1杯＝200ml、1大匙＝15ml、1小匙＝5ml。

善用
高湯的鮮味
高湯鮮味將構成味覺的基礎，讓高湯料理反覆出現在餐桌上，使孩子習慣高湯的美味。

番茄魩仔魚沙拉

融合日式高湯與番茄的鮮味
使酸味轉換成圓潤風味

材料〔2名大人＋1名兒童〕

番茄…………………………… $2\frac{1}{2}$ 個
其中的 $\frac{1}{2}$ 個用來製作離乳期、幼兒期食物
高湯…………………………… $2\frac{1}{2}$ 杯
魩仔魚………………………… 2 大匙
醬油…………………………… 少許
吉利丁粉……………………… 1 小匙
也可使用太白粉水或葛粉 ……… 少許
青紫蘇………………………… 4 片
巴沙米可醋…………………… 1 小匙

作法

1. 將 1 大匙吉利丁粉用冷水泡軟，加入高湯中開火加熱。等吉利丁溶解後以醬油調味。接著將吉利丁高湯倒入鐵盤等容器，放入冰箱冷藏使之凝固後製作成高湯凍。
2. 番茄汆燙去除外皮。用來餵食離乳期幼兒時須去籽並大略切碎，用來餵食幼兒期兒童時須切成小塊。
3. 待高湯凍凝固後用叉子大略壓碎。
4. 將番茄盛裝在盤子上，再淋上高湯凍，提供幼兒期兒童及大人食用時可撒上魩仔魚。提供大人食用時可再撒上青紫蘇絲，最後淋上巴沙米可醋。

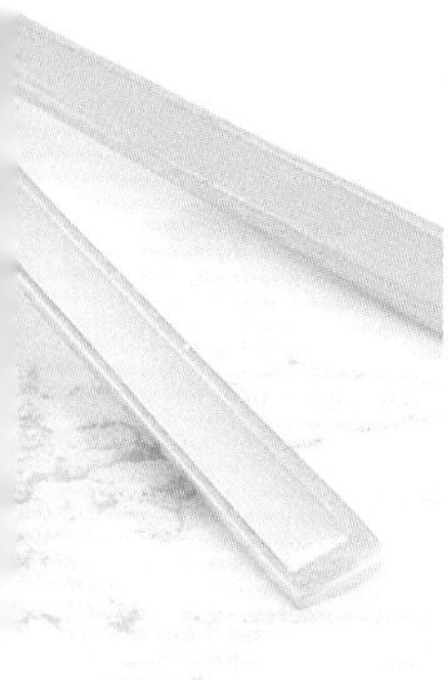

POINT
若擔心吉利丁導致過敏現象可用太白粉水或葛粉增加濃稠度，當作湯品來餵食。

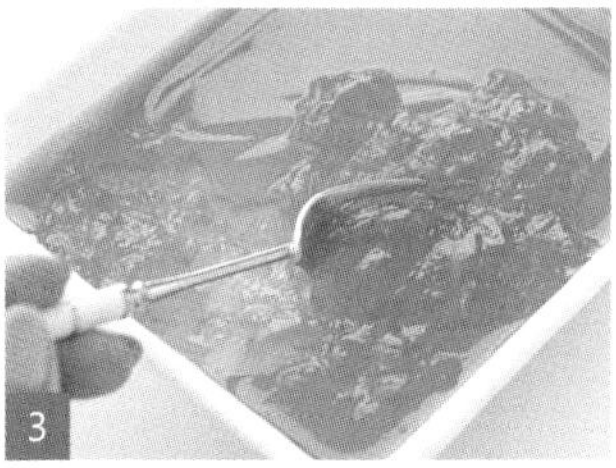

高湯凍用叉子壓碎後才容易與番茄混合在一起，口感也會變得更好。

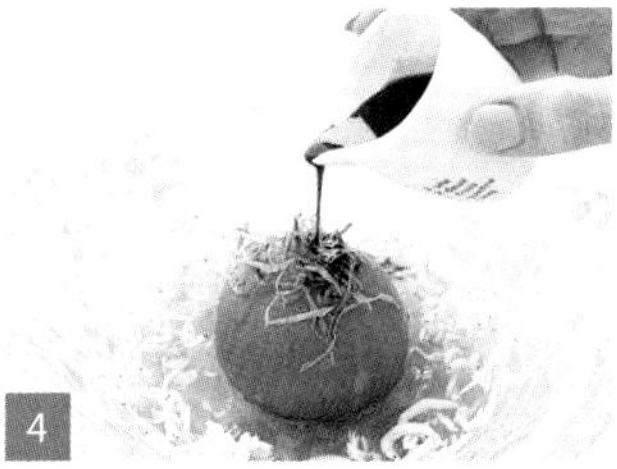

大人食用時可淋上巴沙米可醋，增添果酸的味道。

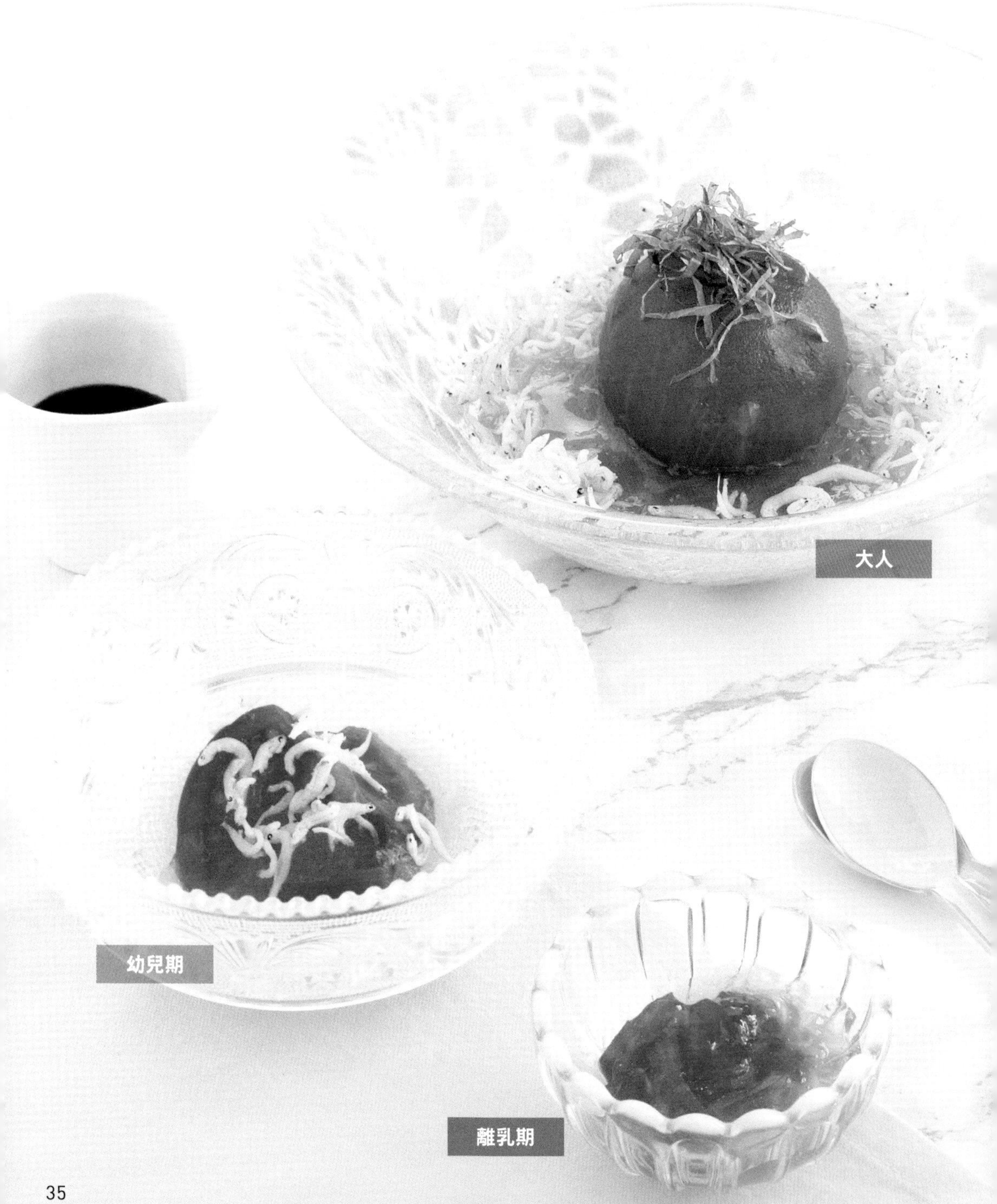
大人
幼兒期
離乳期

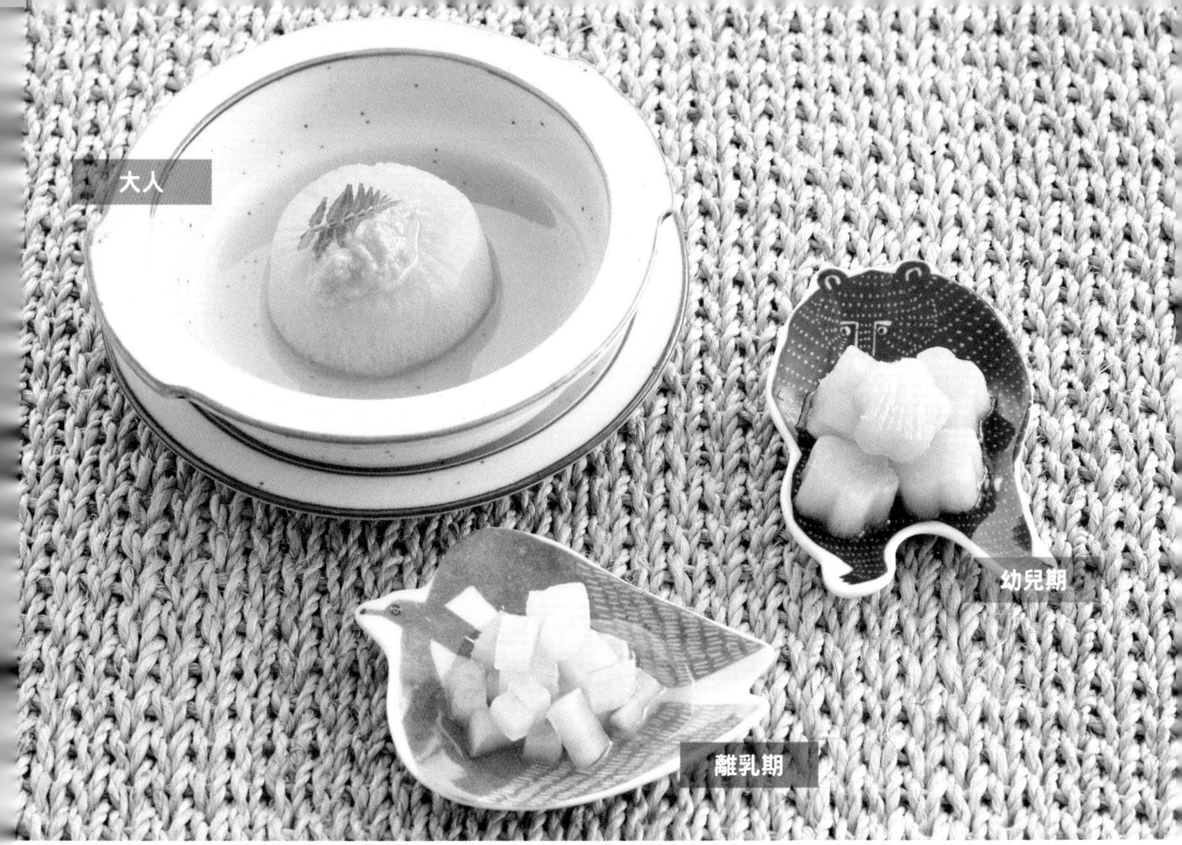

善用高湯的鮮味

清燉白蘿蔔

一口咬下鮮味直竄而出，
大人食用時再淋上味噌提味

POINT

提供離乳期兒童食用時，可將滷汁用太白粉水勾芡以方便餵食，避免兒童不好入口。用剩的味噌醬，也可加入雞肉鬆御飯糰（p.76、78）或炒蛋豆腐（p.55）中調味，甚至也能用作生春捲（p.48）的醬汁。

材料〔2名大人＋1名兒童〕

白蘿蔔⋯⋯⋯5 片（寬 3cm）
滷汁
- 高湯⋯⋯⋯2 杯
- 醬油⋯⋯⋯$\frac{1}{2}$ 小匙
- 鹽⋯⋯⋯⋯1 小撮

味噌醬
- 味噌⋯⋯⋯40g
- 酒⋯⋯⋯⋯1 大匙
- 高湯⋯⋯⋯3 大匙

蛋黃⋯⋯⋯⋯$\frac{1}{2}$ 個的分量
花椒芽⋯⋯⋯適量

作法

1. 將白蘿蔔削去外皮，修飾掉稜角後，再於背面劃上十字刀紋。
2. 白蘿蔔擺入鍋中，加入洗米水（分量外）至可淹過食材的高度，事先將白蘿蔔煮軟。
3. 將作法 2 的白蘿蔔放在濾網上，再用水快速沖洗。然後將滷汁的材料與鍋中的水一起煮滾。
4. 給離乳期兒童食用時，在另一個小鍋中倒入 $\frac{1}{2}$ 杯作法 3 的滷汁，再補上 70～80ml 的水稀釋，然後放入適量的白蘿蔔燉煮。給大人、幼兒期兒童食用時，將白蘿蔔放入滷汁中燉煮。給幼兒期兒童食用時，為避免過度入味，燉煮 15 分鐘後即可取出。大人食用時則可燉煮 20 分鐘再熄火，接著一邊冷卻一邊等候入味。
5. 將味噌醬的材料倒入小鍋中拌勻，以中火燉煮攪拌，但須避免燒焦。離火後加入蛋黃，然後再加熱攪拌。
6. 提供給離乳期、幼兒期兒童食用時，可將每一塊白蘿蔔切成容易入口的大小後盛盤。提供給大人食用時，可將味噌醬淋在白蘿蔔上，再擺上花椒芽。

納豆白蘿蔔菇菇湯

緩和白蘿蔔的苦味
品嘗納豆與滑菇的美味口感

材料〔2名大人＋1名兒童〕

納豆…………2 盒
高湯…………2 杯
味噌…………1 大匙
蘿蔔泥………5cm 長的白蘿蔔
滑菇…………1 袋
蔥花、海苔… 各適量

作法

1. 給離乳期兒童食用時，將納豆切碎（或是使用碎納豆），再將滑菇切小塊。
2. 給離乳期兒童食用時，將適量的高湯倒入鍋中加熱，接著倒入作法 1 的納豆與滑菇，然後加入適量擠乾水分的白蘿蔔泥，最後加入極少量的味噌。
3. 剩餘的高湯倒入另一個鍋中加熱，然後加入剩餘的納豆、滑菇、白蘿蔔泥。提供給幼兒期兒童食用時，可加入 $\frac{1}{2}$ 大匙的味噌攪散，分開來料理。
4. 提供給大人食用時，倒入剩餘的味噌攪散，接著在快要沸騰前熄火，最後撒上蔥花、海苔享用。

POINT

使用碎納豆可方便離乳期兒童輕鬆享用。味噌或納豆等大豆製品含有大腦運作所需的離胺酸，因此建議在早餐時食用。

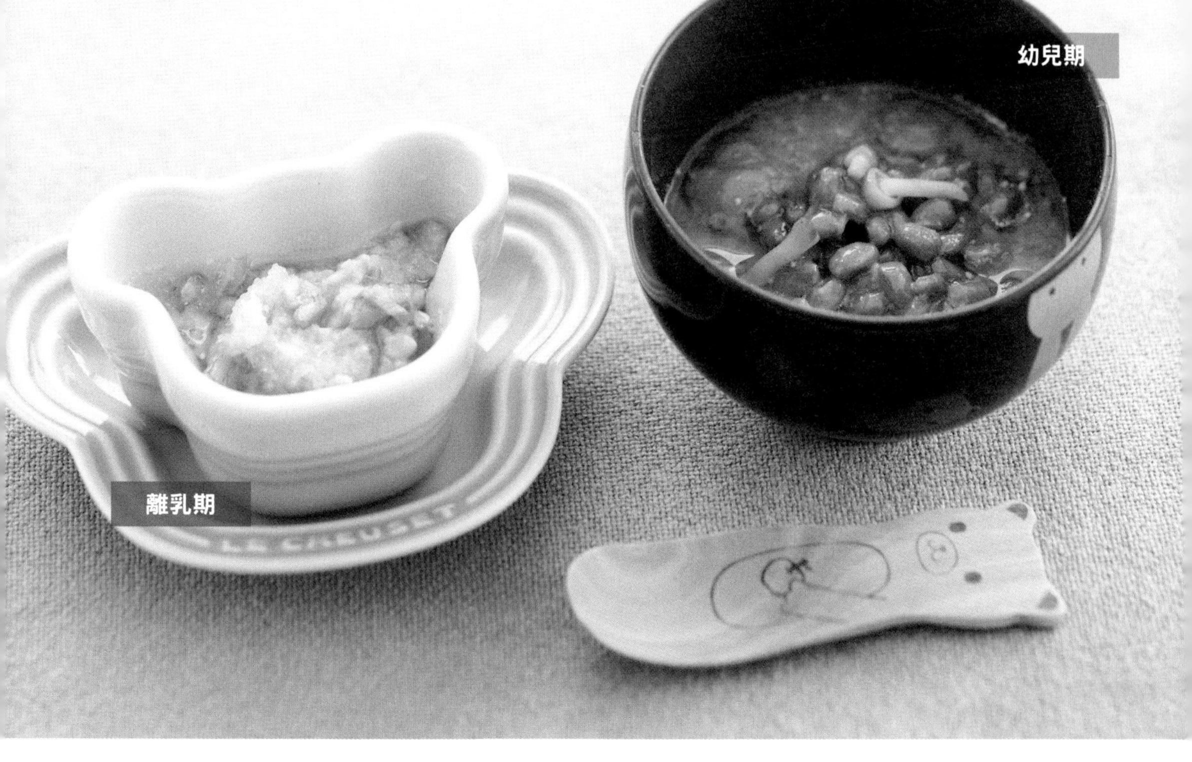

善用高湯的鮮味

茄子魩仔魚烏龍麵

讓茄子吸收高湯
靠梅子的酸味增添清爽風味

材料〔2名大人＋1名兒童〕

冷凍烏龍麵……… $2\frac{1}{2}$ 球
茄子……………… 2 條
沾醬
- 高湯…………… 1 杯
- 醬油…………… $2\frac{2}{3}$ 大匙
- 味醂…………… $2\frac{2}{3}$ 大匙

魩仔魚…………… 3 大匙
醃梅子（偏甜）…… 2 個
炒熟白芝麻……… 適量
青紫蘇…………… 4 片

作法

1. 茄子畫數條縱向刀紋，用烤箱或直火燒烤外皮。等茄肉變軟後，浸泡於冷水中剝除外皮。
2. 將沾醬的高湯倒入鍋中煮滾，再加入醬油、味醂稍微煮滾後離火。將茄子放入沾醬中，並從外側隔著冰水冷卻。離乳期、幼兒期兒童食用時，浸泡 5 分鐘即可取出，以免味道過重，給離乳期兒童食用時須稍微切碎，給幼兒期兒童食用時須切成適口大小。
3. 烏龍麵利用另一個鍋子烹煮，給大人食用時依正常時間煮熟，然後放在濾網上用水冷卻。給離乳期、幼兒期兒童食用時，須浸泡在煮麵水中直到變軟為止。給離乳期兒童食用時須切碎，給幼兒期兒童食用時須切成容易入口的長度。
4. 給離乳期兒童食用時，將些許沾醬倒入高湯（分量外）中。給幼兒期兒童食用的沾醬則以 2 倍的水加以稀釋。
5. 將烏龍麵盛盤，再擺上作法 2 浸泡在沾醬裡的茄子、魩仔魚、芝麻、醃梅子。給大人食用時再撒上青紫蘇絲。

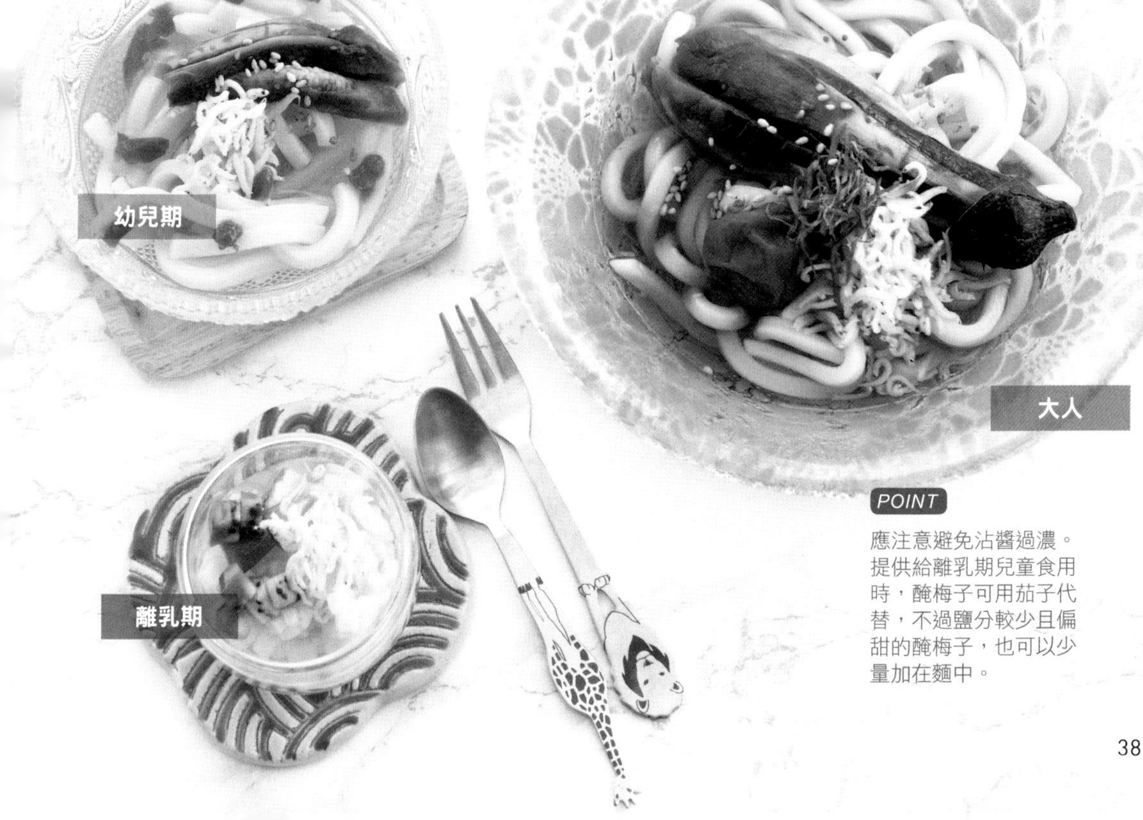

POINT

應注意避免沾醬過濃。提供給離乳期兒童食用時，醃梅子可用茄子代替，不過鹽分較少且偏甜的醃梅子，也可以少量加在麵中。

善用高湯的鮮味

蘿蔔絲乾豌豆湯

吸飽高湯鮮味的蘿蔔絲乾
再以培根加乘醇厚度

材料〔2名大人＋1名兒童〕

蘿蔔絲乾……………5g
水……………………$\frac{1}{2}$ 杯
高湯…………………$1\frac{1}{2}$ 杯
醬油…………………$\frac{1}{2}$ 小匙
鹽……………………1 小撮
培根…………………5 片
豌豆夾（已煮熟）……3 片

製作離乳食使用

燕麥片………………1～2 大匙

POINT

離乳期兒童咬不動蘿蔔絲乾，所以可料理成濃湯。燕麥片與日式高湯十分對味，方便用來增加濃稠度。擔心培根添加物等問題的人，也可用雞肉取代。

作法

1. 蘿蔔絲乾以流動的水清洗，再浸泡在標示分量的水中使之變軟備用。培根切成適當大小備用。
2. 將高湯倒入鍋中加熱，再將作法 1 連同泡發水倒入鍋中，然後加入醬油、鹽、培根、切成絲的豌豆夾後開火加熱。
3. 給離乳期兒童食用時從作法 2 中分取一些，與燕麥片一起用食物調理機打成濃湯。給幼兒期兒童食用時，將白蘿蔔絲乾與培根大略切碎。大人食用時可依個人喜好加鹽享用。

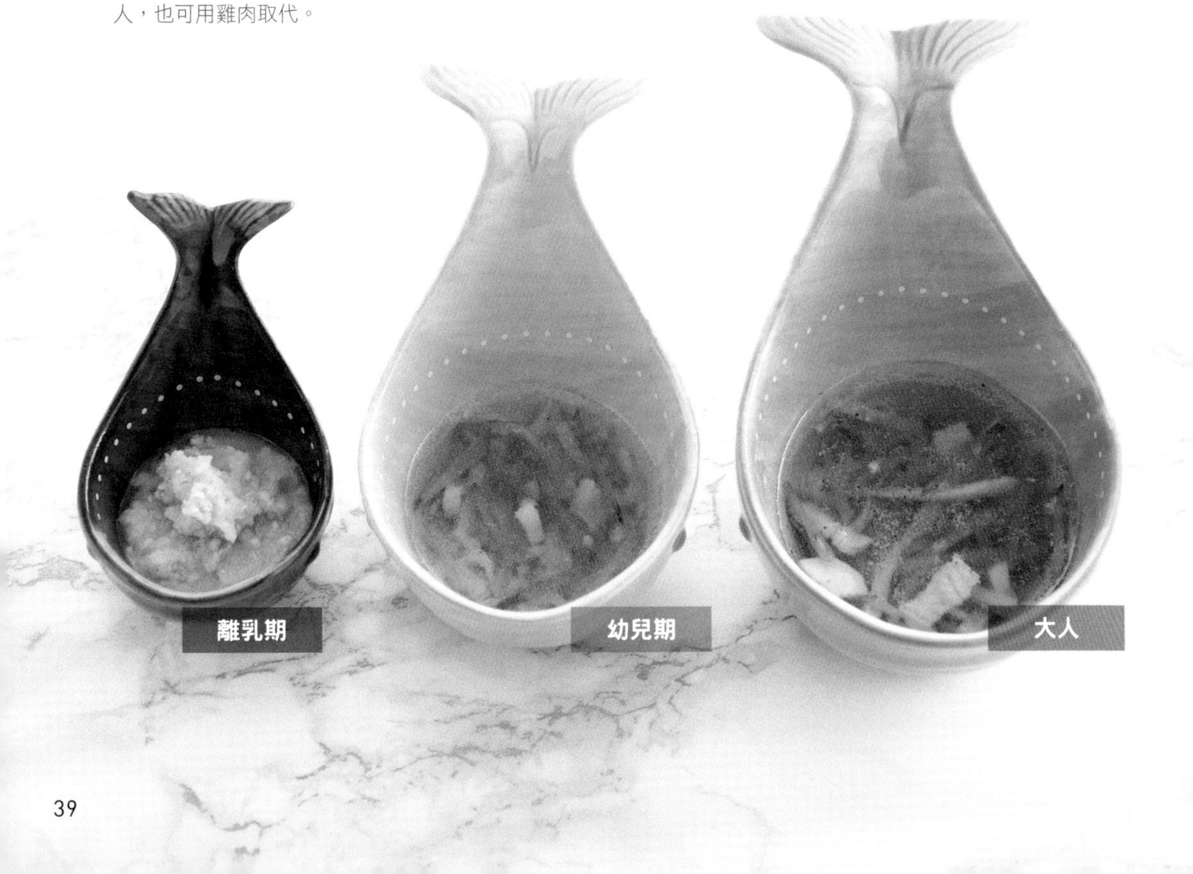

鮮菇南蠻白肉魚

在沾醬中發揮高湯的功用
使酸味轉為圓潤

克服酸味

小孩天生不喜歡的酸味，會因食材出現各種變化。因此可變化料理方法，讓孩子能夠熟悉多樣化的酸味。

材料〔2名大人+1名兒童〕

多鱗鱚（已片開）……………8 尾
麵粉……………………………適量
紅蘿蔔…………………………$\frac{1}{3}$ 根
青菜（小松菜或菠菜）………2 株
沾醬
- 高湯……………………$\frac{1}{2}$ 杯
- 砂糖……………………1 大匙
- 醬油……………………$1\frac{1}{2}$ 大匙
- 酒………………………$1\frac{1}{2}$ 大匙
- 醋………………………$1\frac{1}{2}$ 大匙

七味唐辛子……………………少許
沙拉油…………………………適量

作法

1. 將沾醬的材料倒入小鍋中開火加熱，待沸騰後熄火，放涼備用。
2. 紅蘿蔔縱切成 4 等分，用熱水煮至變軟為止。提供給離乳期兒童食用時，將1根煮熟的紅蘿蔔磨成泥。提供給幼兒期兒童、大人食用時，須切成絲再浸泡於沾醬中。
3. 青菜用熱水汆燙，再切成容易入口的大小，然後浸泡在沾醬中。
4. 多鱗鱚撒上麵粉，提供給離乳期兒童食用時以熱水汆燙。提供給幼兒期兒童、大人食用的多鱗鱚，則直接在平底鍋中抹油後煎熟。
5. 給離乳期兒童食用時須弄碎成一口大小，然後加入少量的沾醬，再與紅蘿蔔泥拌一拌。提供給幼兒期兒童、大人食用時須浸泡在沾醬中，不過提供給幼兒期兒童食用的應立即取出，提供給大人食用的則可撒上七味唐辛子享用。

POINT

雖然同為酸性食材，不過醋、優格、柑橘類的酸味各有千秋，對於不喜歡酸味的兒童而言，感受也大不相同。醋具有揮發性的獨特刺激性氣味，有些孩子會排斥這種味道，所以可加熱使之揮發，方便孩子食用。

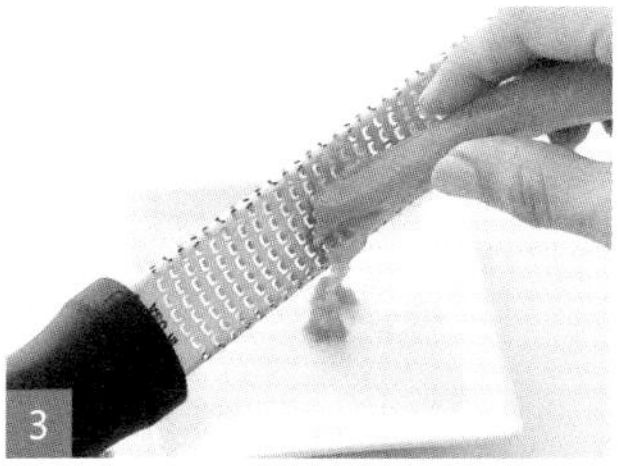

3

提供給離乳期兒童食用的紅蘿蔔須煮熟後磨成泥，最後再與多鱗鱚拌一拌。

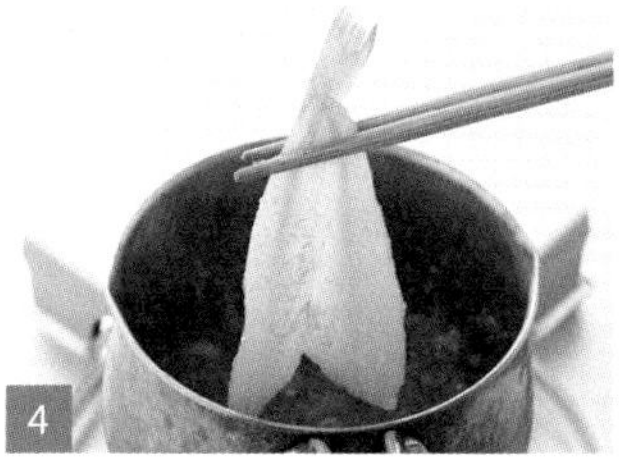

4

給離乳期兒童食用的多鱗鱚不可油煎，應以熱水燙熟，再與少許沾醬及紅蘿蔔拌勻。

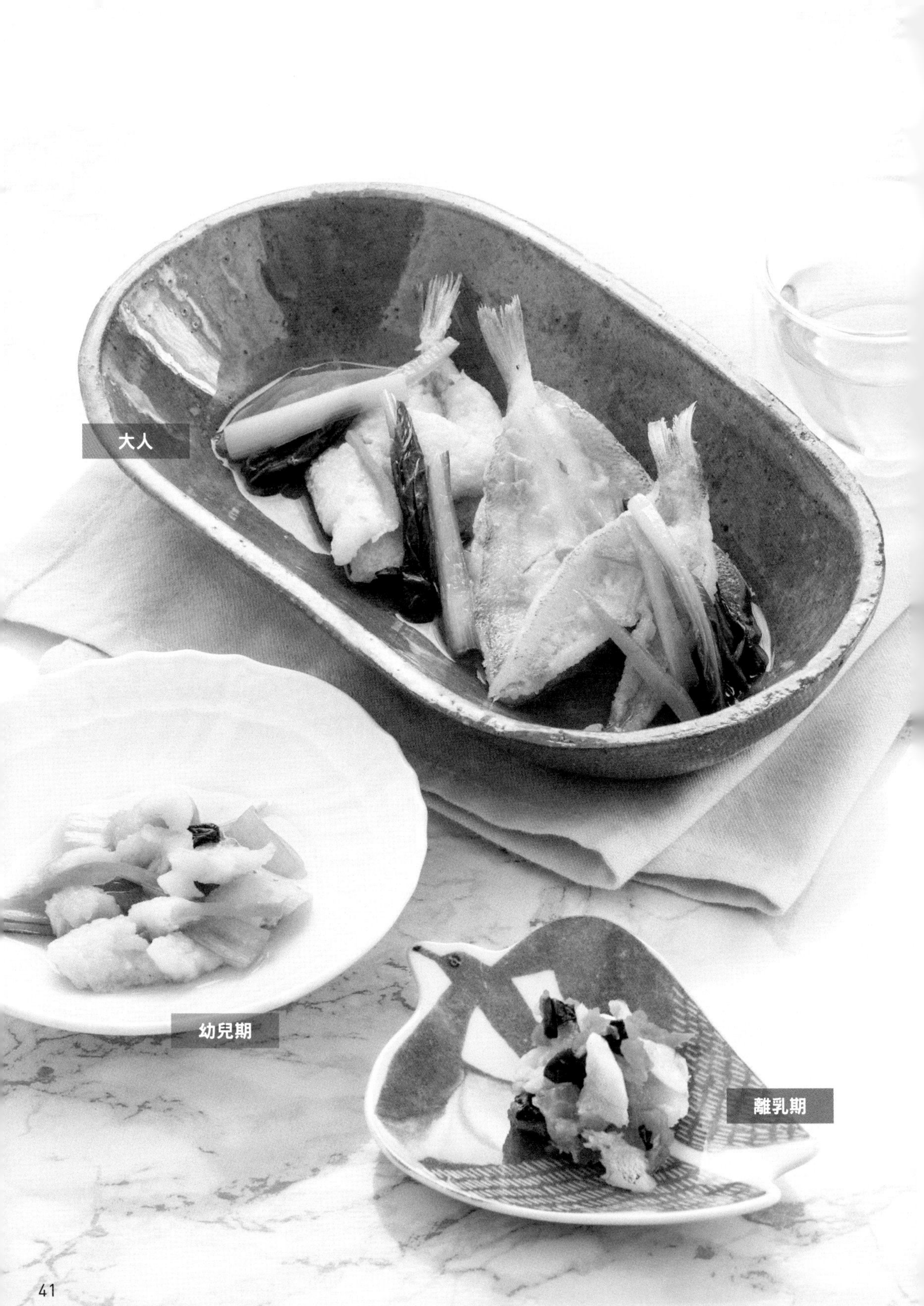
大人
幼兒期
離乳期

克服酸味

南瓜優格沙拉

將自然食材的甜味
與優格的酸味融合在一起

材料〔2名大人+1名兒童〕

南瓜……………300g
葡萄乾…………1大匙
優格……………1大匙
楓糖漿…………1小匙
其中的 $\frac{1}{2}$ 小匙用來製作離乳食
咖哩粉…………適量
杏仁……………4顆
香菜……………適量

POINT

南瓜可事先蒸熟。離乳食不可以加入咖哩粉，等到孩子成長至幼兒期後再少量加入。

作法

1. 葡萄乾浸泡在優格中10分鐘使之變軟備用。
2. 南瓜切成適量大小後蒸軟，再將 $\frac{1}{4}$ 分量的南瓜壓碎。從剩餘的南瓜中取適量切碎製作成離乳食，給幼兒期兒童食用時則切成1.5cm的小丁。
3. 壓碎的南瓜加入作法1及 $\frac{1}{2}$ 小匙的楓糖漿，充分拌和後分取一些作為離乳食。再加入剩餘的楓糖漿，製作成提供給幼兒期、大人食用的醬汁。
4. 給離乳期兒童食用時，將作法2的南瓜與作法3的醬汁拌勻。給幼兒期兒童食用時，將作法3的醬汁與1小撮咖哩粉加入作法2的南瓜中拌勻。給大人食用時，將作法3的醬汁與適量的咖哩粉加入南瓜中拌勻，最後撒上杏仁與香菜。

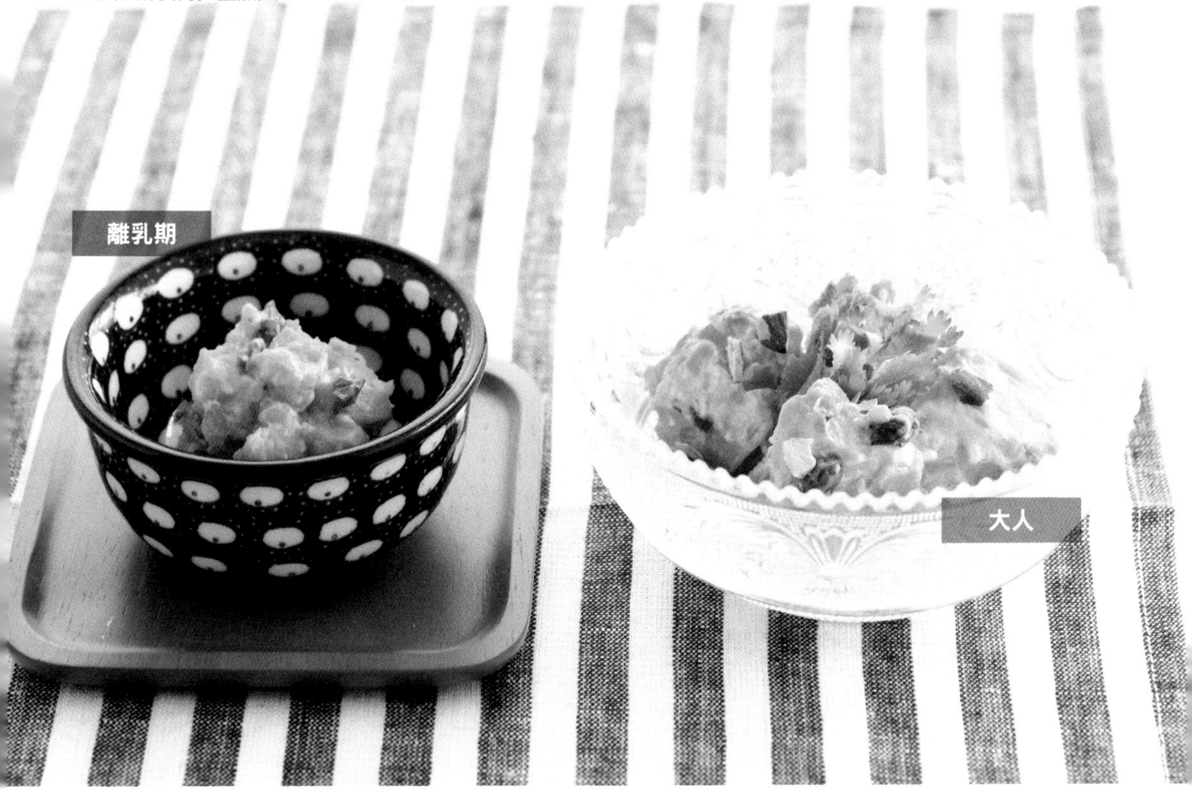

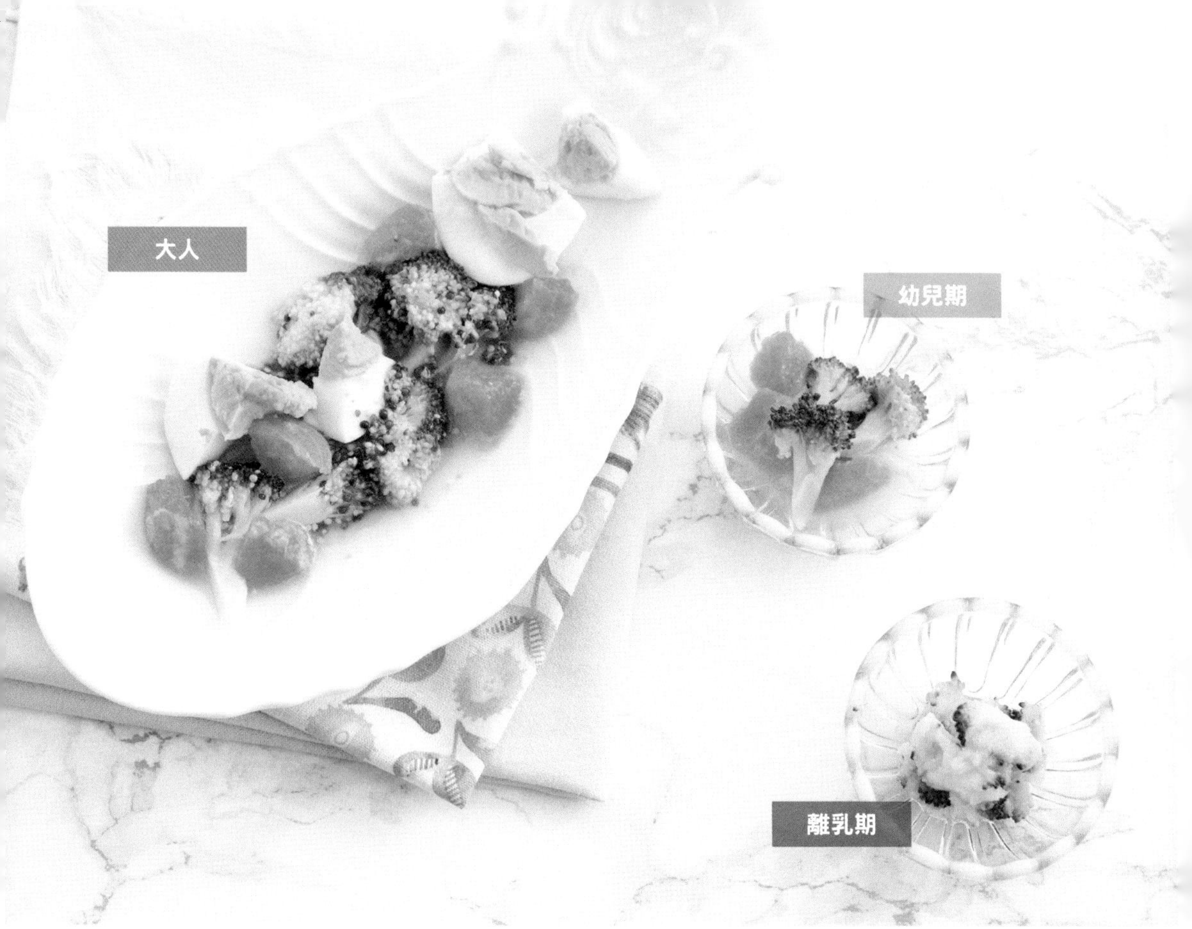

克服酸味

澄汁青花菜

煮至軟化好入口
再佐以柳橙的酸甜味

POINT

青花菜的莖部比花蕾更帶有甜味，所以不能丟掉，可加入料理中使酸味變得更加圓潤。此外將燙熟的莖部磨成泥後還能增加濃稠度，很適合做成離乳食。

材料〔2名大人＋1名兒童〕

青花菜……………………… $\frac{1}{2}$ 顆
柳橙果肉……………………適量
淋醬
柳橙果汁（或柳橙汁）……1 大匙
鹽…………………………2 小撮
醋………………………… $\frac{1}{4}$ 小匙
亞麻仁油………………… $\frac{1}{2}$ 小匙
水煮蛋……………………… $\frac{1}{2}$ 個
芥末籽醬……………………適量

作法

1. 青花菜分成小株後用熱水汆燙至軟，尤其莖部一定要燙至軟化。將淋醬的材料攪拌均勻。
2. 給離乳期兒童食用時，分取少量青花菜的花蕾與莖部，剩餘的切成小塊與淋醬拌一拌。
3. 給離乳期兒童食用時，將些許淋醬倒入作法 2 的花蕾中，再加入少量磨成泥的莖部，然後拌一拌。提供給幼兒期兒童食用時，如果也能加入磨成泥的莖部，味道會變得更甜，可緩和酸味。提供給大人食用時，切適量的白煮蛋一起盛盤，最後再淋上芥末籽醬。

克服苦味

苦味也是兒童不喜歡的味道，因此對苦味相當敏感，但是只要在烹調時下點工夫，就能使苦味變美味。

芝麻鹽燒雞肝

去腥後再慢慢加熱至熟透
就是一道鐵質滿滿的料理

材料〔2名大人＋1名兒童〕

雞肝（已切塊）……………100g
牛奶（事前處理用）………適量
炒熟黑芝麻、鹽…………各適量
蔥絲、海苔、薑汁醬油…各適量
製作離乳食使用
高湯…………………………適量

作法

1. 雞肝稍微清洗後，浸泡在牛奶中 15 分鐘以上備用（或是泡在流動的水中備用）。
2. 加熱鍋中的熱水，等到快要沸騰前，再放入已瀝乾水分的雞肝。接著轉成小火避免水煮滾，並加熱 5 分鐘。這段期間可半途關火或加冷水來調整火候。
3. 等雞肝完全煮熟，不見血色後，再放到濾網上，然後切成容易入口的大小。
4. 給離乳期兒童食用時，以高湯稀釋，再以攪拌棒打成糊狀。給幼兒期兒童、大人食用時，可撒上芝麻與鹽。給大人食用時，可在盛盤時一起擺上蔥絲（將長蔥切成極細狀）、海苔，再佐以薑汁醬油。

POINT

雞肝最適合用來補充鐵質，打成糊狀還能料理成醬汁，淋在煮熟的薯類或葉菜類蔬菜上，即可美味享用。

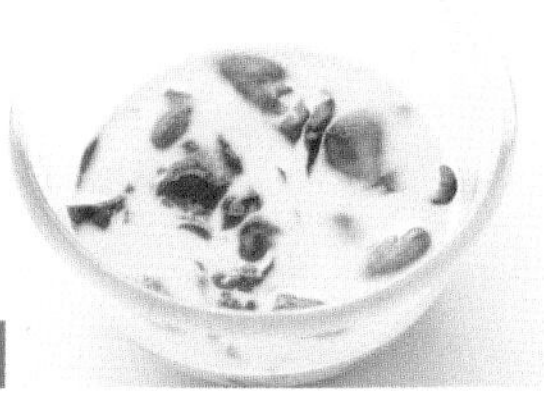

3

雞肝的腥臭味只要浸泡在牛奶中即可消除，還能去除血塊等雜質。

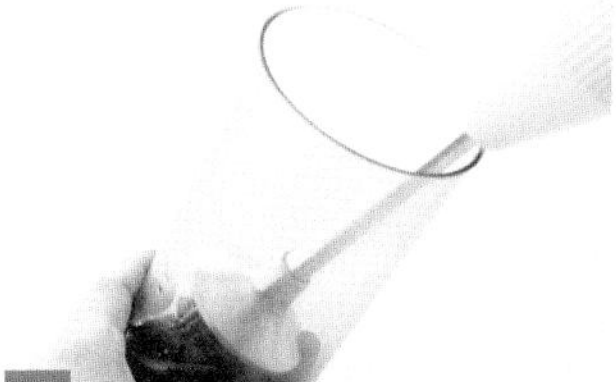

4

給離乳期兒童食用時應打成糊狀以方便食用。給幼兒期兒童食用時，則可切成小塊，再撒上芝麻與鹽。

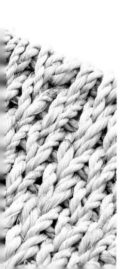

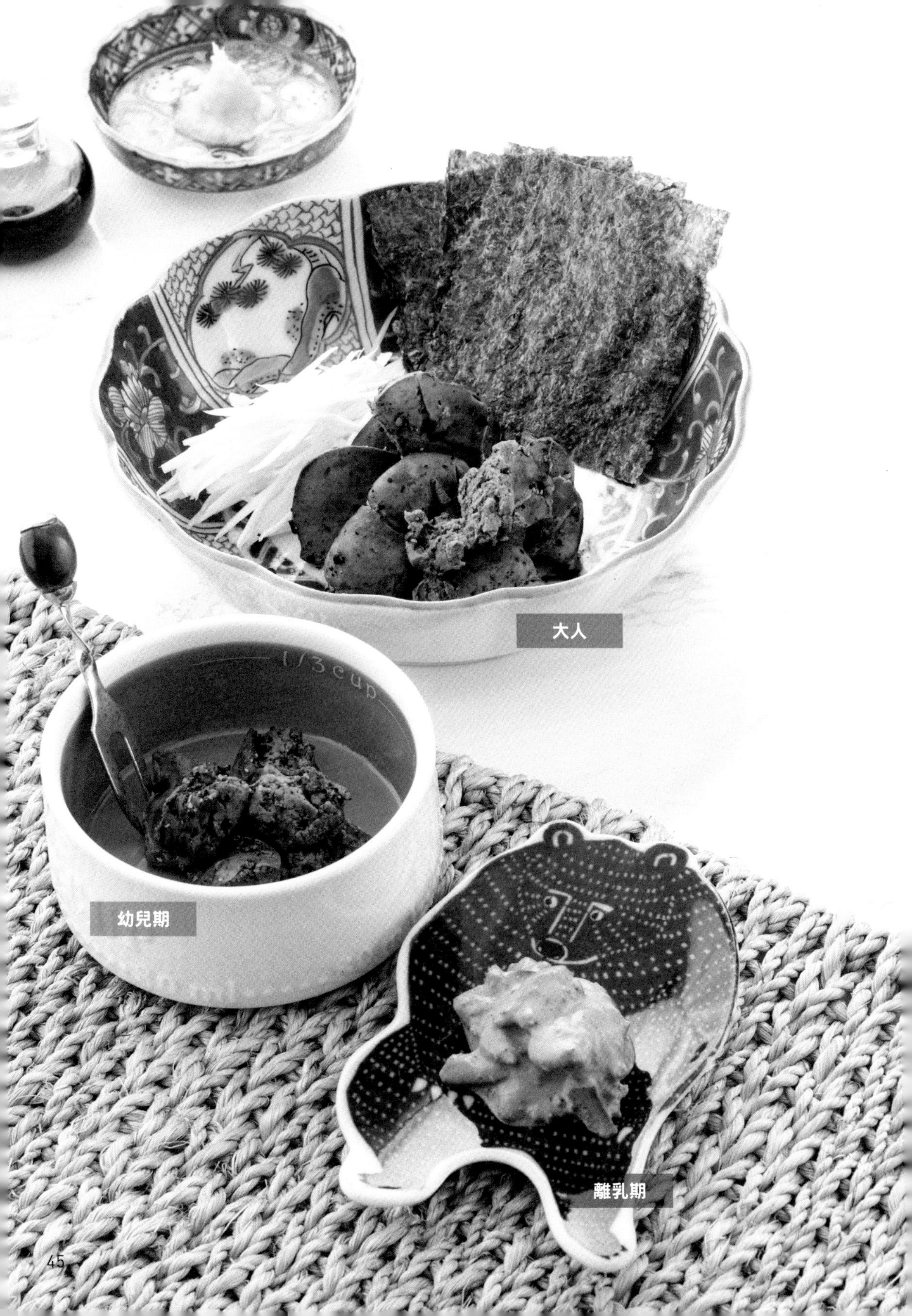
大人
1/3cup
幼兒期
離乳期

克服苦味

菠菜馬鈴薯濃湯

藉由洋蔥的甜味與奶油的醇厚度
呈現奶香濃郁的味道

材料〔2名大人＋1名兒童〕

菠菜……………1 把
洋蔥（小） ……1 個
馬鈴薯…………1 個
牛奶……………150ml
奶油……………10g
鹽………………$\frac{1}{2}$ 小匙
培根脆片………適量
起司粉…………適量

作法

1. 洋蔥切成薄片，馬鈴薯去皮後切小塊，菠菜切成適當大小。
2. 熱鍋後倒入奶油，再以小火慢慢拌炒洋蔥。等洋蔥變透明後，加入馬鈴薯、菠菜一起拌炒。
3. 將炒軟的作法 2 以食物調理機打碎，然後倒回鍋中。分取一些作為離乳食，然後加入 1 小撮鹽及適量牛奶（分量外）稀釋。提供給幼兒期兒童、大人食用時，須加入標示分量的鹽及牛奶後加熱，再放上起司粉與培根。

POINT

帶有苦味的菠菜與洋蔥和馬鈴薯一起煮成濃湯後，即使不放高湯粉也能呈現香甜的圓潤風味。將培根切小塊，平底鍋不加油乾炒，就能炒出酥脆的培根片。

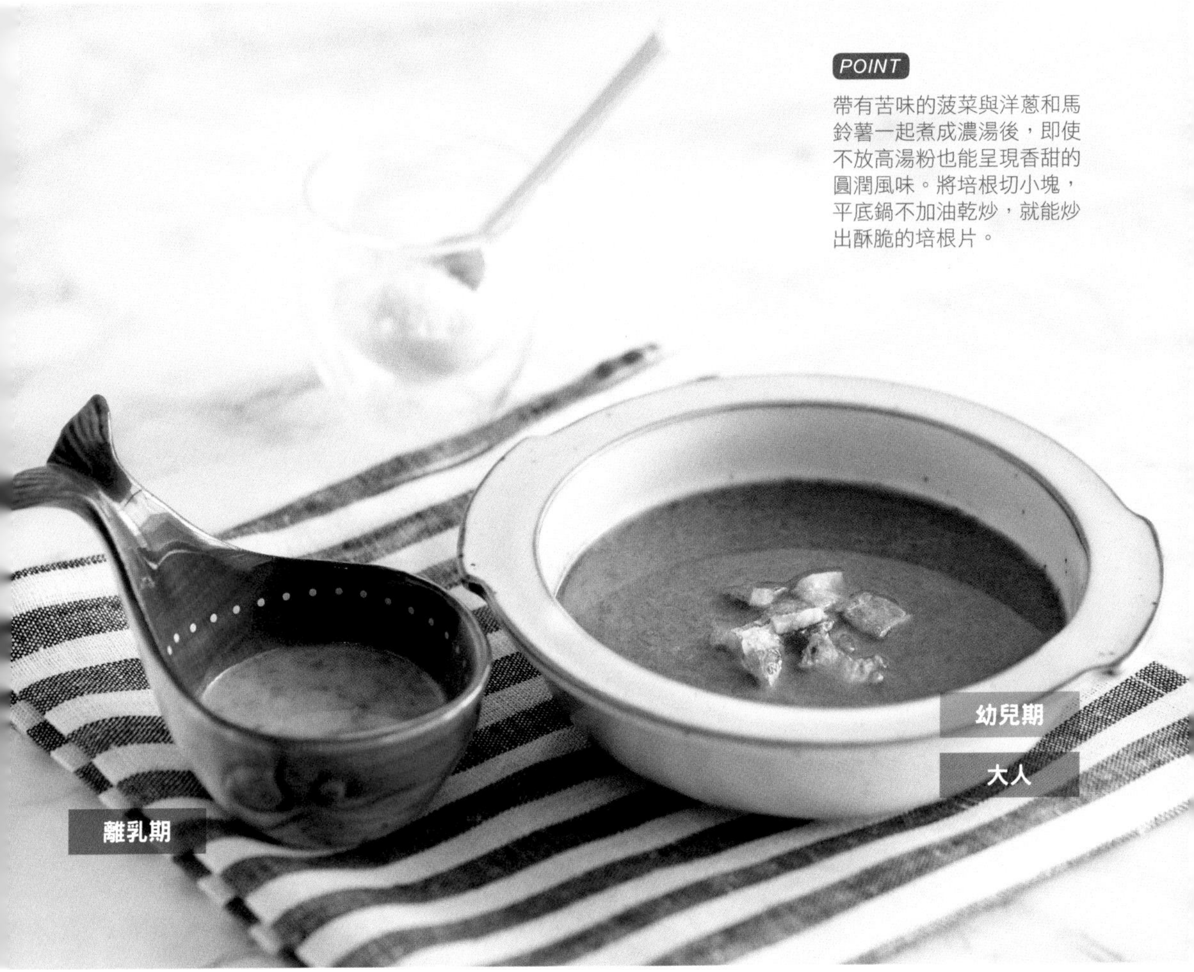

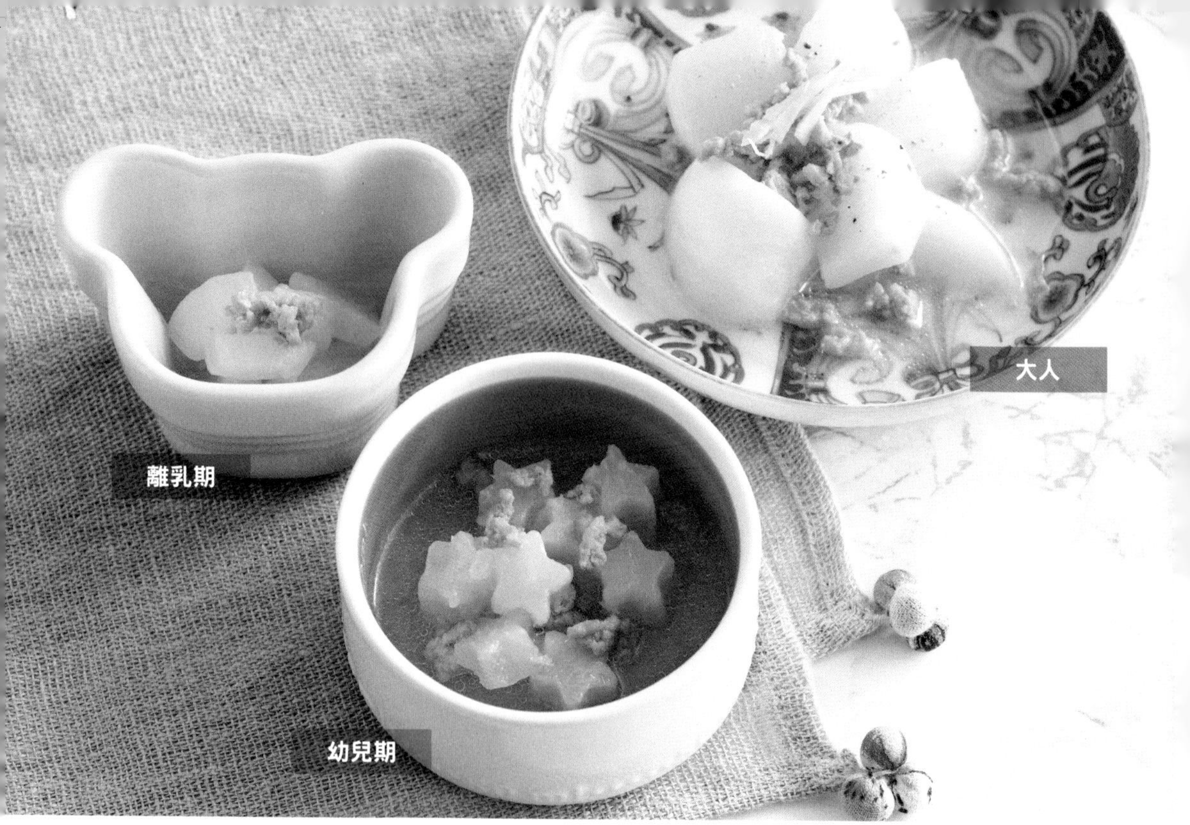

克服苦味

蕪菁佐肉燥芡汁

透過高湯燉煮後
蕪菁的苦味就會轉為淡淡的甜味！

材料〔2名大人＋1名兒童〕

蕪菁（大頭菜）…3 個
雞絞肉…………80g
薑末……………適量
沙拉油…………適量
太白粉水………適量
調製高湯
　高湯…………1 杯
　醬油…………$\frac{1}{2}$ 小匙
　味醂…………$\frac{1}{2}$ 小匙
　砂糖…………$\frac{1}{2}$ 小匙
　酒……………1 小匙
胡椒、薑絲……各適量

作法

1. 蕪菁去皮，再切成一口大小。接著將調製高湯的材料攪拌均勻備用。
2. 平底鍋燒熱後塗上一層油，接著倒入薑末加熱，再倒入雞肉拌炒至鬆散。
3. 等絞肉炒熟後，加入調製高湯，再放入蕪菁燉煮。提供給幼兒期兒童食用時，可將煮熟的蕪菁用小模具壓出造型。提供給離乳期兒童食用時，分取 50ml 的調製高湯倒入另一個鍋中，再加入等量的水，然後將適量蕪菁二度燉煮一下，接著切成小塊。
4. 提供給幼兒期兒童、大人食用的食材鍋中，加入太白粉水後再稍微加熱，勾芡後盛盤。提供給幼兒期兒童食用時，可淋上少量已勾芡且摻有絞肉的滷汁。提供給大人食用時，可撒上胡椒，再擺上薑絲。

POINT

蕪菁帶有苦味，但是只要徹底煮至熟透後就能帶出甜味，使人容易入口。此外藉由肉燥芡汁的鮮味以及滑順口感，即便帶有些微苦味也能吃得津津有味。

生春捲

將愛吃的食材捲起來
體驗各種不同的口感

克服苦味

口感也是成就美味度的關鍵因素之一。大人不妨與孩子一起品嘗各種不同的口感吧！

材料〔2名大人＋1名兒童〕

生春捲皮……………………8 片
雞胸肉………………………3 條
冬粉…………………………適量
小黃瓜………………………1 條
柑橘類的果肉………………適量
起司片………………………適量
甜椒…………………………適量
小番茄（裝飾用）等
喜好食材（芝麻菜、香菜等）…適量
鹽、亞麻仁油（或橄欖油）…各少許

作法

1. 將生春捲用的米紙依包裝上的標示泡發備用。
2. 雞胸肉燙熟後冷卻，冬粉用水泡發後燙熟，接著放在濾網上冷卻。小黃瓜縱切成 4 等分，柑橘類的果肉撕小塊，起司切成長條狀，甜椒切絲。
3. 將作法 1 的米紙攤開，擺上作法 2 偏好的食材，然後捲成細長狀。

給離乳期兒童食用時，生春捲可包入雞胸肉及小黃瓜等可食用的食材，給幼兒期兒童食用則可包入雞胸肉、小黃瓜、甜椒等食材。食材先用鹽或油拌和後再捲起來的話，會更容易入口。給大人食用時，可依個人喜好加入芝麻菜或香菜。

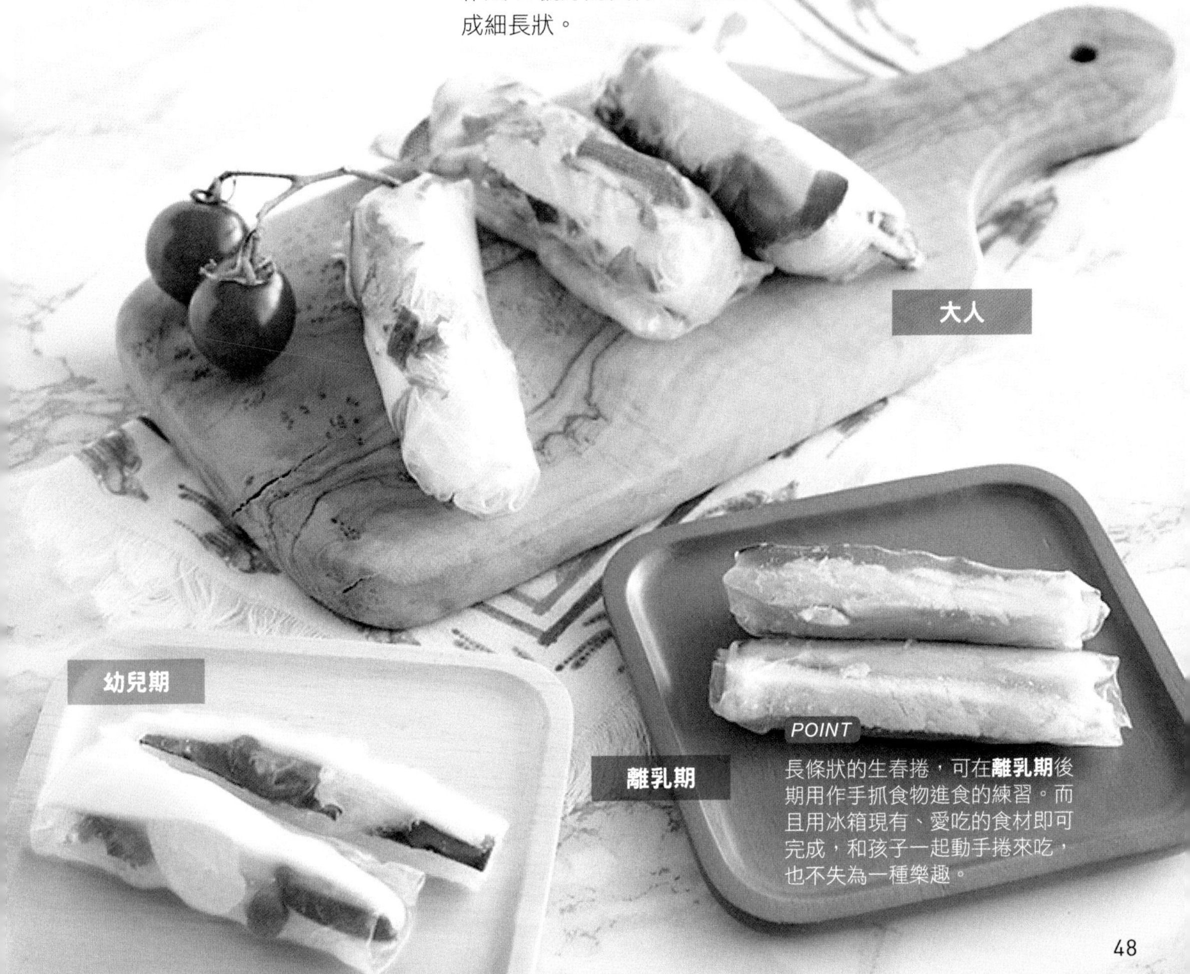

POINT

長條狀的生春捲，可在**離乳期**後期用作手抓食物進食的練習。而且用冰箱現有、愛吃的食材即可完成，和孩子一起動手捲來吃，也不失為一種樂趣。

芝麻涼拌四季豆木耳

口感佳的蔬菜與乾貨
最適合用作咀嚼練習

材料〔2名大人＋1名兒童〕

四季豆…………6 根
木耳……………2 片
拌醬
- 砂糖…………$\frac{1}{2}$ 小匙
- 醬油…………$\frac{1}{2}$ 小匙
- 鹽……………1 小撮
- 高湯…………1 大匙
- 炒熟黑芝麻…1 大匙

作法

1. 木耳用水泡發，提供給大人食用時取適量切成絲，提供給離乳期、幼兒期兒童食用時，將剩餘的木耳切碎。
2. 四季豆須去除頭尾的堅硬部分再去除筋絲，然後用熱水燙熟。提供給離乳期兒童食用時須汆燙至變軟為止，再放在濾網上。
3. 將拌醬的材料攪拌均勻。分取 $\frac{1}{2}$ 大匙的拌醬，提供給離乳期兒童食用時以 2 大匙的水稀釋味道，提供給幼兒期兒童食用時則須加上 1 大匙的水使味道變淡。
4. 將四季豆切成適當長度，趁熱加入木耳與拌勻即可使用。

POINT

提供給幼兒食用的四季豆汆燙至大人食用的軟硬度即可，但是長度必須切短一點，以便幼兒咀嚼。木耳則須切碎，讓孩子可以輕鬆地享受木耳的口感。

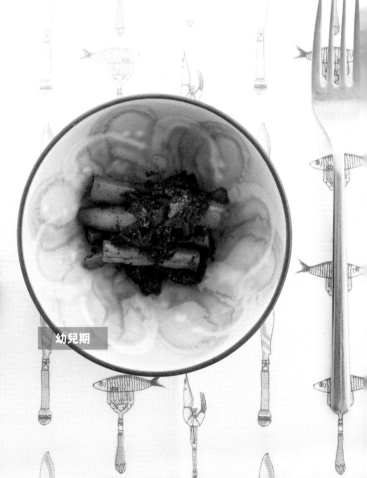

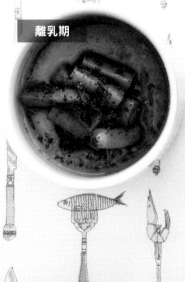

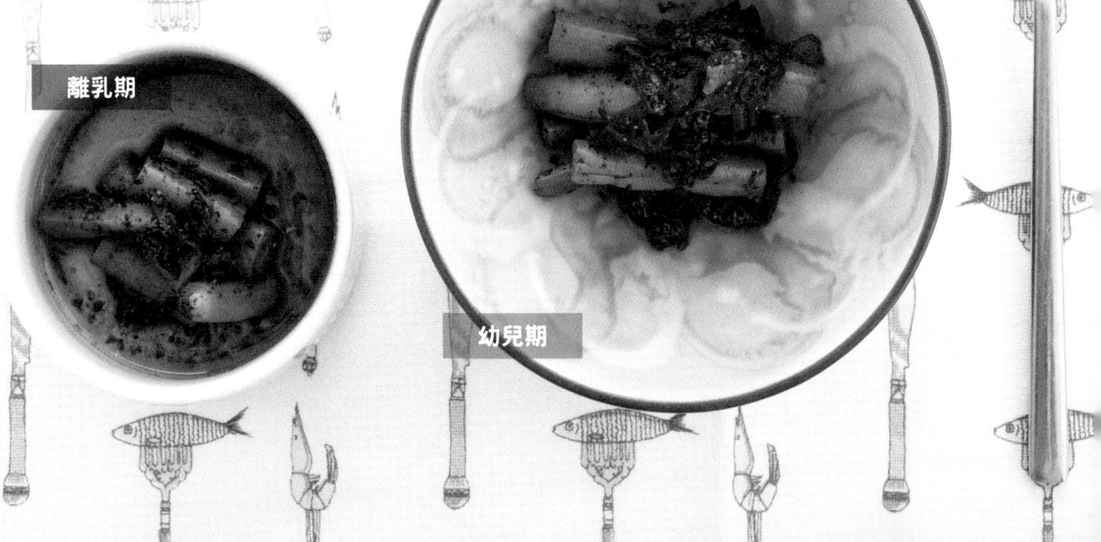

滑蛋豆腐

從軟嫩口感中
細細品味高湯的鮮味

品嘗乾貨

乾貨是日本的傳統食材，品嘗乾貨也能順便體會日式料理獨特的美味度與深度。

材料〔2名大人＋1名兒童〕

高野豆腐（凍豆腐）…$3\frac{1}{2}$ 片
其中的 $\frac{1}{2}$ 片用來製作離乳食
豌豆（已煮熟）………適量
蛋……………………1 個
高湯…………………1 杯
醬油…………………1 大匙
味醂…………………$1\frac{1}{3}$ 大匙

POINT

高野豆腐可配合孩子的狀態，變化不同的厚度來餵食。而且只要將高野豆腐在乾燥狀態下直接磨碎加入滷汁中，就能增加離乳食的濃稠度。

作法

1. 將 3 片豆腐浸泡在水中泡軟，擠乾水分後再切成一半長度，變成 6 塊。
2. 提供給離乳期兒童食用時，$\frac{1}{2}$ 片的豆腐不用泡發，用磨泥器磨碎。
3. 提供給離乳期兒童食用時，將 1 塊豆腐切成 5mm 左右的小丁，提供給幼兒期兒童食用時，則將 1 塊豆腐切薄片。
4. 將高湯、醬油、味醂倒入鍋中煮滾，提供給大人食用時，將豆腐倒入鍋中慢慢燉煮。
5. 給離乳期、幼兒期兒童食用時，分取 2 大匙的滷汁倒入小鍋中，再補上 2 大匙的水。等煮滾後倒入豆腐，並以小火慢慢煮至收汁。
6. 待豆腐煮軟後，加入豌豆，然後以劃圈的方式倒入蛋液，接著蓋上鍋蓋加熱 1 分鐘後熄火，利用餘熱將蛋煮熟。
7. 提供給離乳期兒童食用時，最後再加入磨碎的豆腐一起加熱，以增加濃稠度。提供給大人食用時，可依個人喜好撒上七味唐辛子享用。

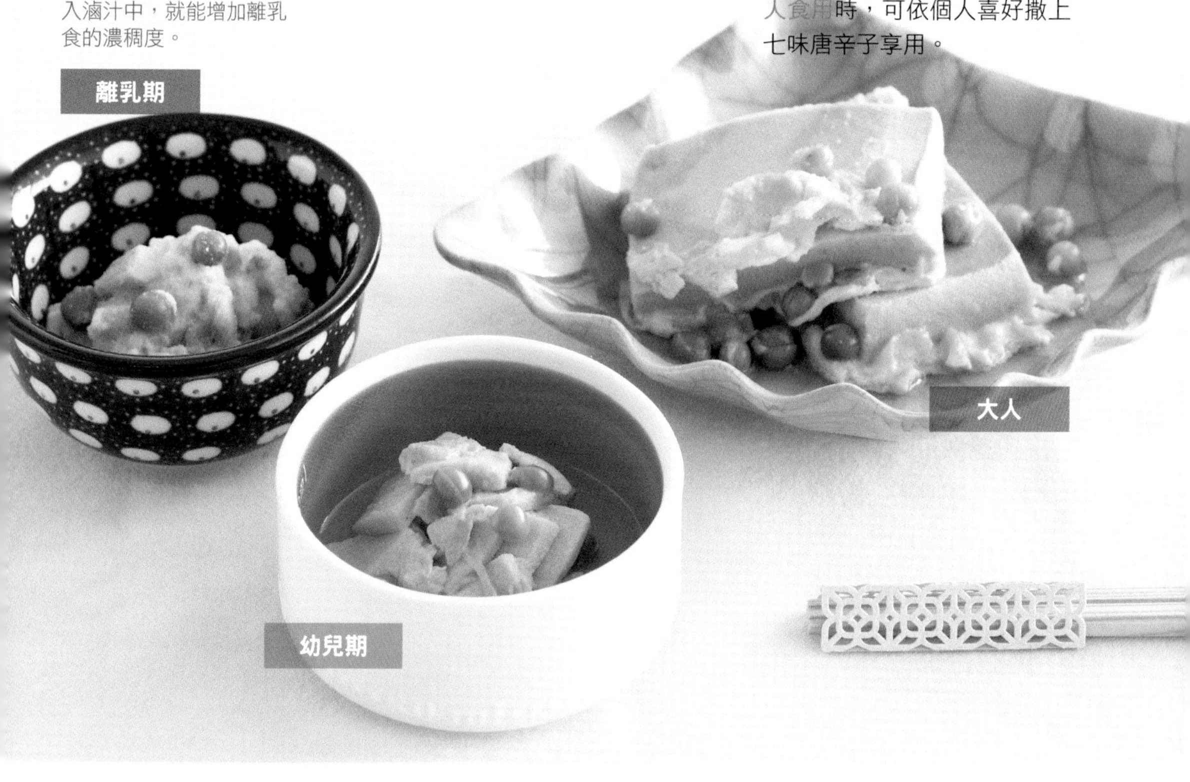

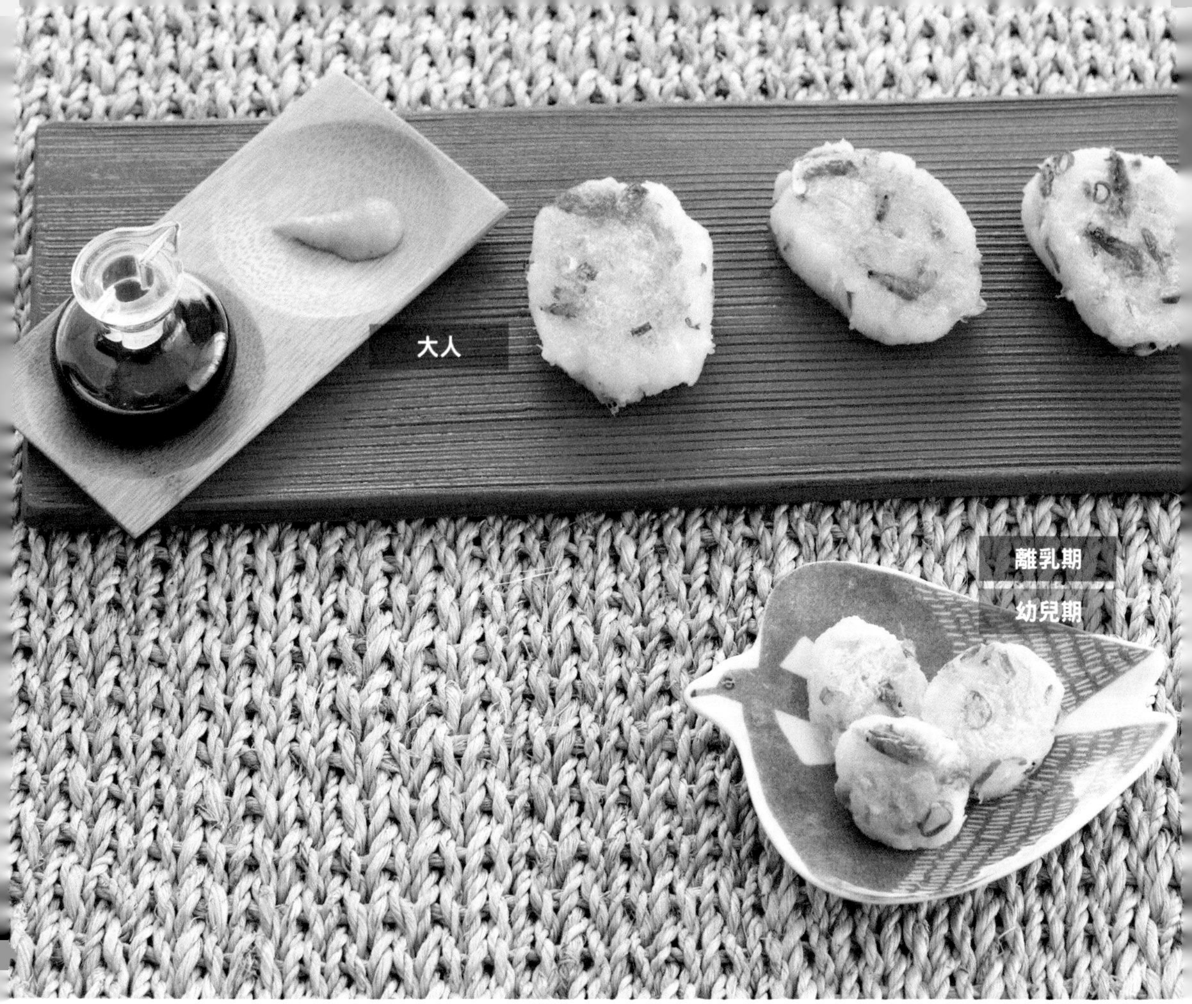

POINT

可同時品嘗到軟糯口感與櫻花蝦的香氣，白蘿蔔的辣味也會隨著油煎過程轉為甜味。

櫻花蝦白蘿蔔年糕

軟嫩酥香
是點心也是主食的可口料理

材料〔2名大人＋1名兒童〕

白蘿蔔…………$\frac{1}{3}$ 根
櫻花蝦…………2 大匙
蔥花……………2 大匙
太白粉…………2 大匙
醬油……………$\frac{1}{2}$ 小匙
沙拉油…………適量
芥末、醬油……各適量

作法

1. 白蘿蔔磨成泥，瀝乾水分後倒入攪拌盆中。接著加入櫻花蝦、蔥花、太白粉、醬油後拌勻，然後捏成橢圓形。提供給離乳期、幼兒期兒童食用時要捏小一點，提供給大人食用時要捏大一點。
2. 平底鍋燒熱後塗上一層油，將作法 1 擺進鍋中，用小火將雙面油煎至呈現金黃焦香色澤為止。提供給大人食用時可佐以芥末與醬油。

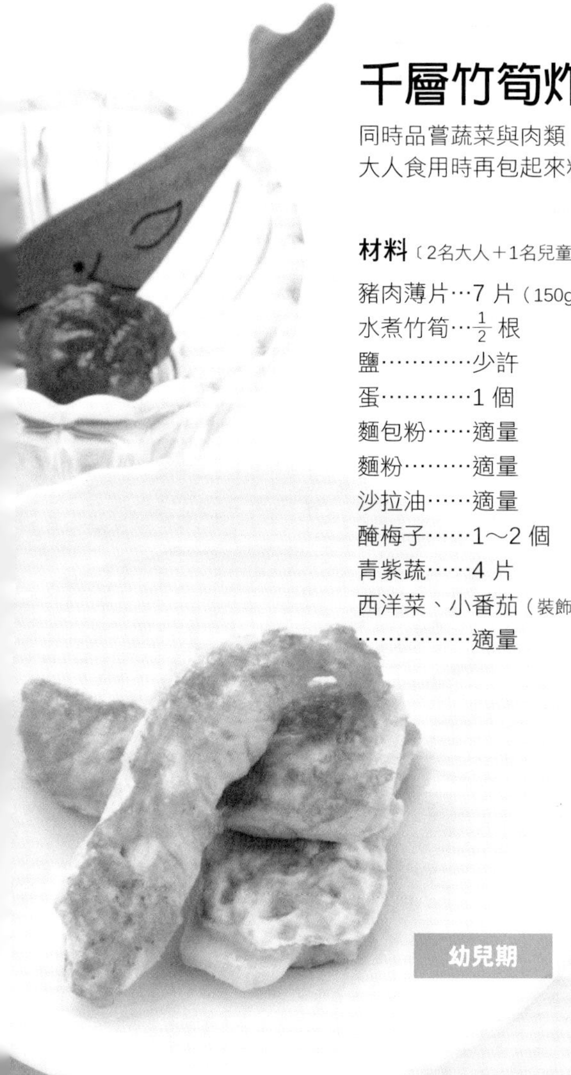

千層竹筍炸豬排

同時品嘗蔬菜與肉類
大人食用時再包起來料理成炸物

享用肉、魚、蛋

處於急速成長期的兒童需要豐富的蛋白質。建議搭配蔬菜與豆腐，讓孩子體驗多樣的美味。

材料〔2名大人＋1名兒童〕

豬肉薄片…7 片（150g）
水煮竹筍…$\frac{1}{2}$ 根
鹽…………少許
蛋…………1 個
麵包粉……適量
麵粉………適量
沙拉油……適量
醃梅子……1～2 個
青紫蔬……4 片
西洋菜、小番茄（裝飾用）
……………適量

作法

1. 竹筍切成薄片。給離乳期、幼兒期兒童食用時，竹筍須切成 2cm 長，再用豬肉薄片捲起來。給離乳期兒童食用時，應使用竹筍頂端柔軟的部分。
2. 給大人食用時，須在 6 片豬肉薄片兩面撒少許鹽。然後在 1 片豬肉上頭擺上竹筍、2 片對切成半的青紫蘇，接著再依序疊上豬肉、竹筍、青紫蘇，最後再疊上豬肉。然後用叉子在豬肉周圍按壓，調整形狀，完成 2 個豬肉捲。
3. 給離乳期兒童食用時，須在作法 1 撒上麵粉。給幼兒期兒童食用時，也須先撒上麵粉，然後確實裹上蛋液。兩者都要以塗上薄薄一層油的平底鍋油煎。給大人食用時，須依麵粉、蛋液、麵包粉的順序沾上麵衣，再將油倒入平底鍋中半煎炸。
4. 給大人食用時，可佐以西洋菜或小番茄，再依個人喜好沾些醃梅子醬享用。

POINT

豬肉是很好的蛋白質來源，可與富含纖維質的蔬菜作搭配。豬肉薄片口感軟　，離乳期後期的兒童也能輕鬆享用。包入類似竹筍這種具口感的蔬菜後，還能兼作咀嚼練習。

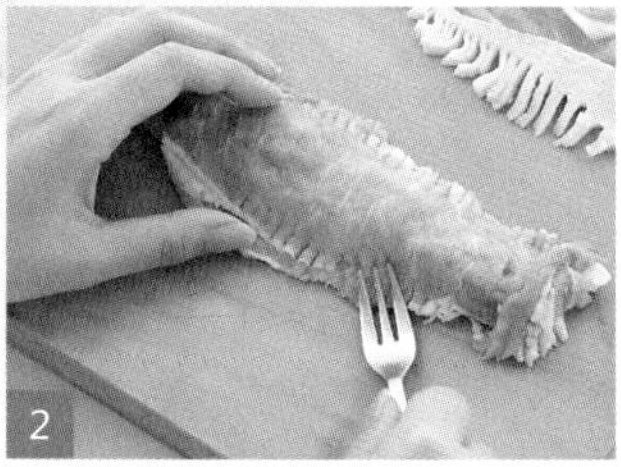

提供給大人食用時，可在周圍用叉子壓緊再半煎炸，以免內餡跑出來。

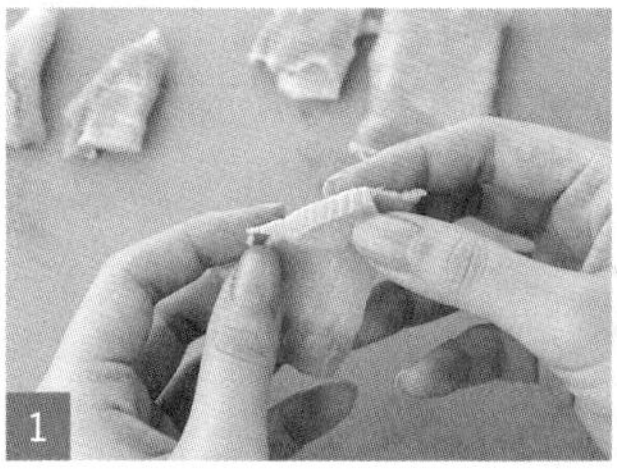

提供給兒童食用時，用豬肉將竹筍捲起來油煎。提供給幼兒期兒童食用時，可沾上蛋液料理成西式炸物。

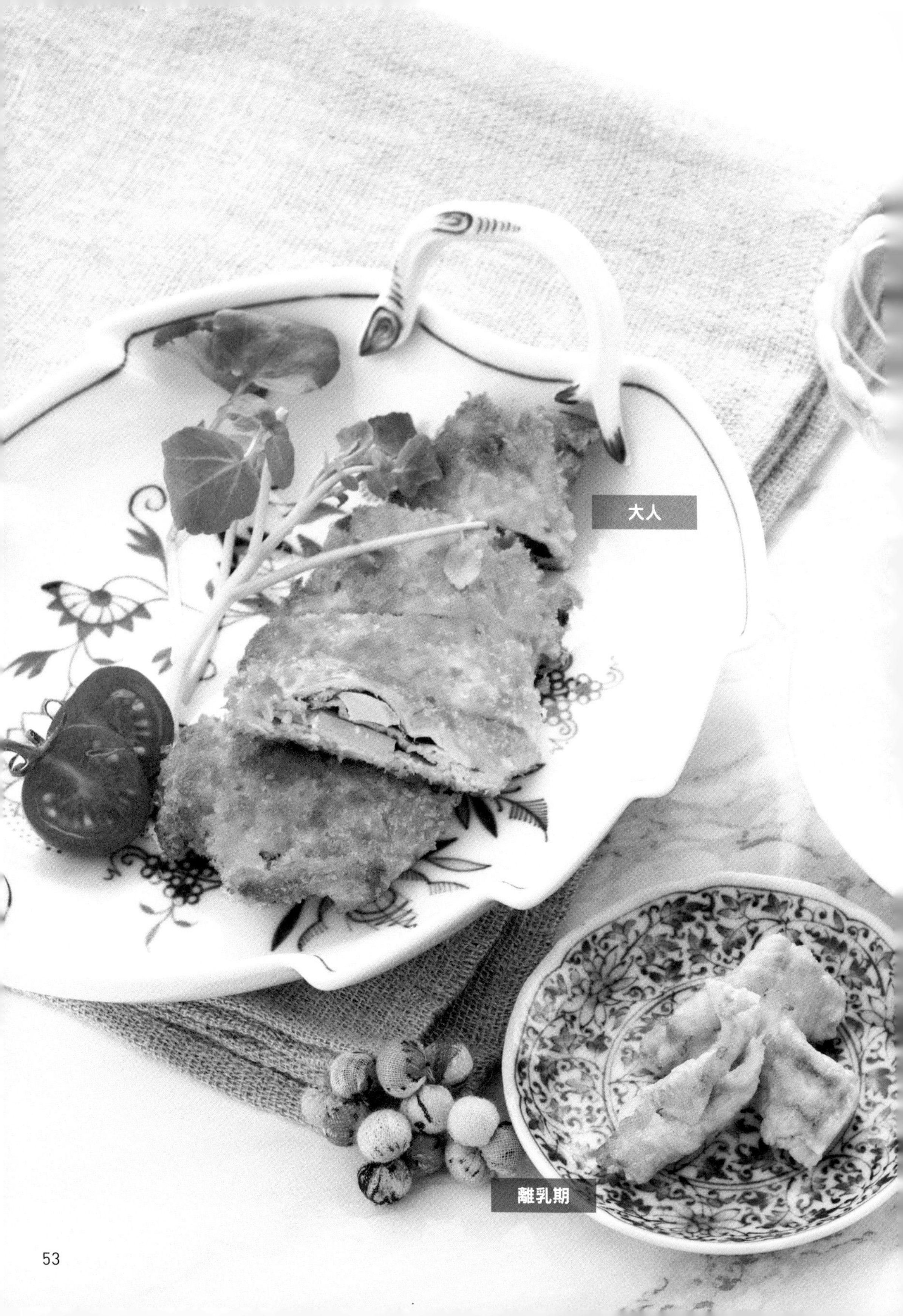
大人
離乳期

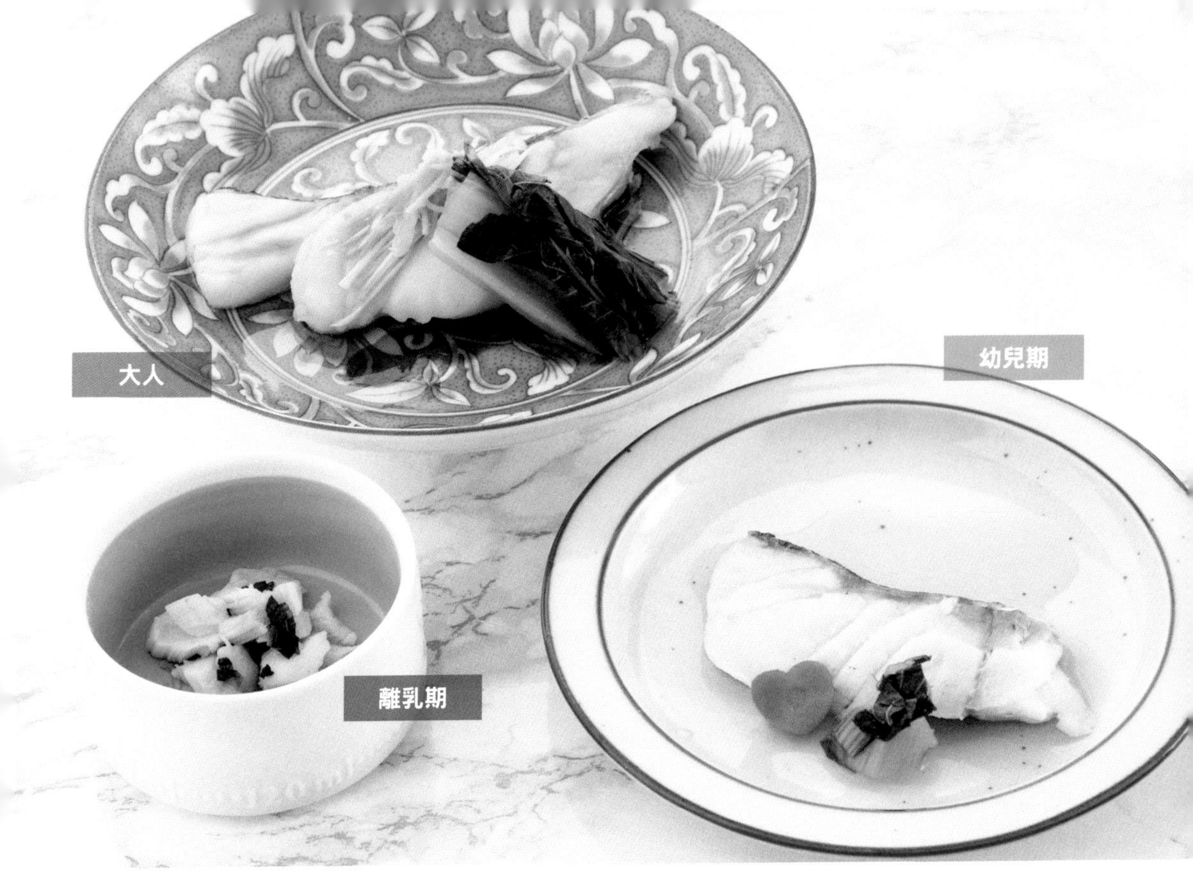

享用肉、魚、蛋

清蒸鱈魚

幼兒食用的醬汁要淡口味
大人食用的要善用中式辛香料

材料〔2名大人＋1名兒童〕

鱈魚（切片）…………3 片
酒……………………………少許
青菜（小松菜或菠菜）…2 株
紅蘿蔔………………………少量
調製醬汁
醬油…………………2 小匙
蠔油…………………$\frac{1}{2}$ 小匙
醋……………………1 小匙
薑……………………………1 塊
白蔥絲………………………10cm 長
花椒粉………………………少許
麻油…………………………1 大匙

作法

1. 鱈魚淋上酒，將青菜切成容易入口的長度後一起入鍋，或是以矽膠蒸煮鍋蒸熟。
2. 將調製醬汁的材料拌勻備用。給離乳期兒童食用時，將適量的鱈魚弄碎，與少量切碎的青菜攪拌。不容易餵食時，可以太白粉水（分量外）增加濃稠度。給幼兒期兒童食用時，將適量調製醬汁以 2 倍的水稀釋，然後淋在鱈魚上，接著佐以切短的青菜與燙熟的紅蘿蔔。大人食用的鱈魚可直接淋上調製醬汁，再擺上薑與白蔥絲，然後撒上花椒。用小鍋將麻油燒熱至冒煙的程度後，最後再全部淋上去。

POINT

用鍋子蒸煮食物時水要加到 2～3cm 的高度，然後將食材擺在盤子上再放入鍋中蓋上鍋蓋，以大火加熱至冒出蒸氣。大家也可以試試白肉魚或蔬菜的清蒸料理。

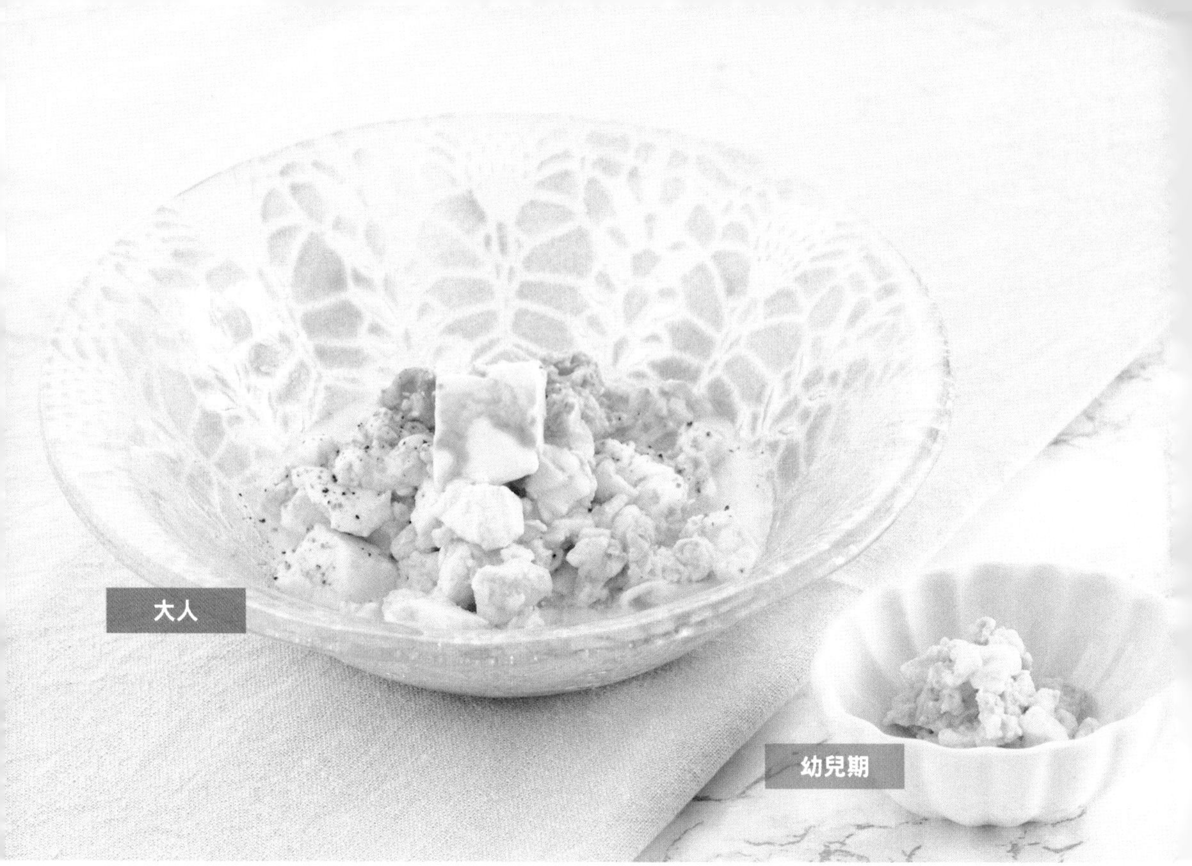

享用肉、魚、蛋

奶油炒蛋豆腐

以奶油拌炒風味更佳
大人食用時還能加入其他滋味

材料〔2名大人＋1名兒童〕

板豆腐…………1 塊
蛋…………………1 個
奶油、薑泥……各適量
醬油……………適量

POINT

提供給離乳期兒童食用時，炒蛋不需要加入薑泥，炒碎即可。提供給幼兒期兒童食用時，不妨加入些許薑泥擠出來的汁，突顯特殊風味。

作法

1. 豆腐以廚房紙巾包起來，放在砧板上約 15 分鐘備用，將水分瀝乾。
2. 平底鍋燒熱後融化少許奶油，提供給離乳期兒童食用時，將適量的豆腐倒入鍋中拌炒，然後取出。提供給幼兒期兒童、大人食用時，可加些奶油，再加入薑泥拌炒剩餘的豆腐。
3. 蛋打散後加入薑泥，再倒入作法 2 中拌炒一下。提供給離乳期兒童食用時，用另外的小鍋子倒入蛋液拌炒，然後弄碎。
4. 提供大人食用時，可擺上奶油使其融化，依個人喜好加上醬油享用。

焗烤蘋果西洋芹

配合月齡分切食材
保留適度的口感

品味蔬菜

大部分幼兒期的孩子，都會沒來由地討厭蔬菜。請大家用點巧思緩和蔬菜的特殊氣味，以便孩子樂於品嘗。

材料〔2名大人＋1名兒童〕

西洋芹…………2 根
起司、麵包粉…各適量
蘋果……………適量
沙丁魚…………適量

POINT

芹菜具有特殊香氣與味道，汆燙油煎後就能呈現出甜味，因此離乳期的兒童只要切碎後就能食用。起司沒有特殊氣味，請選擇加熱後會融化形成綿密口感的種類。

作法

1. 西洋芹用削皮刀仔細削去粗絲，再切成 5cm 長的長條狀。以加入少許鹽的熱水汆燙 20 分鐘，接著擺在瀝網上。
2. 將起司磨碎。給離乳期兒童食用時，蘋果須磨成泥，給幼兒期兒童、大人食用時，則切成絲。
3. 給離乳期兒童食用時，將適量的西洋芹切碎，然後緊密地鋪在耐熱盤中，再擺上蘋果，接著依起司、麵包粉的順序疊放。給幼兒期兒童食用時，將西洋芹切成適口大小，再依西洋芹、蘋果的順序疊放，然後再撒上起司與麵包粉。給大人食用時，依沙丁魚、西洋芹、蘋果、起司的順序疊放，然後重覆上述作法再將食材疊放一次，最後撒上麵包粉。
4. 用小烤箱烘烤至呈現金黃焦香色澤即完成。

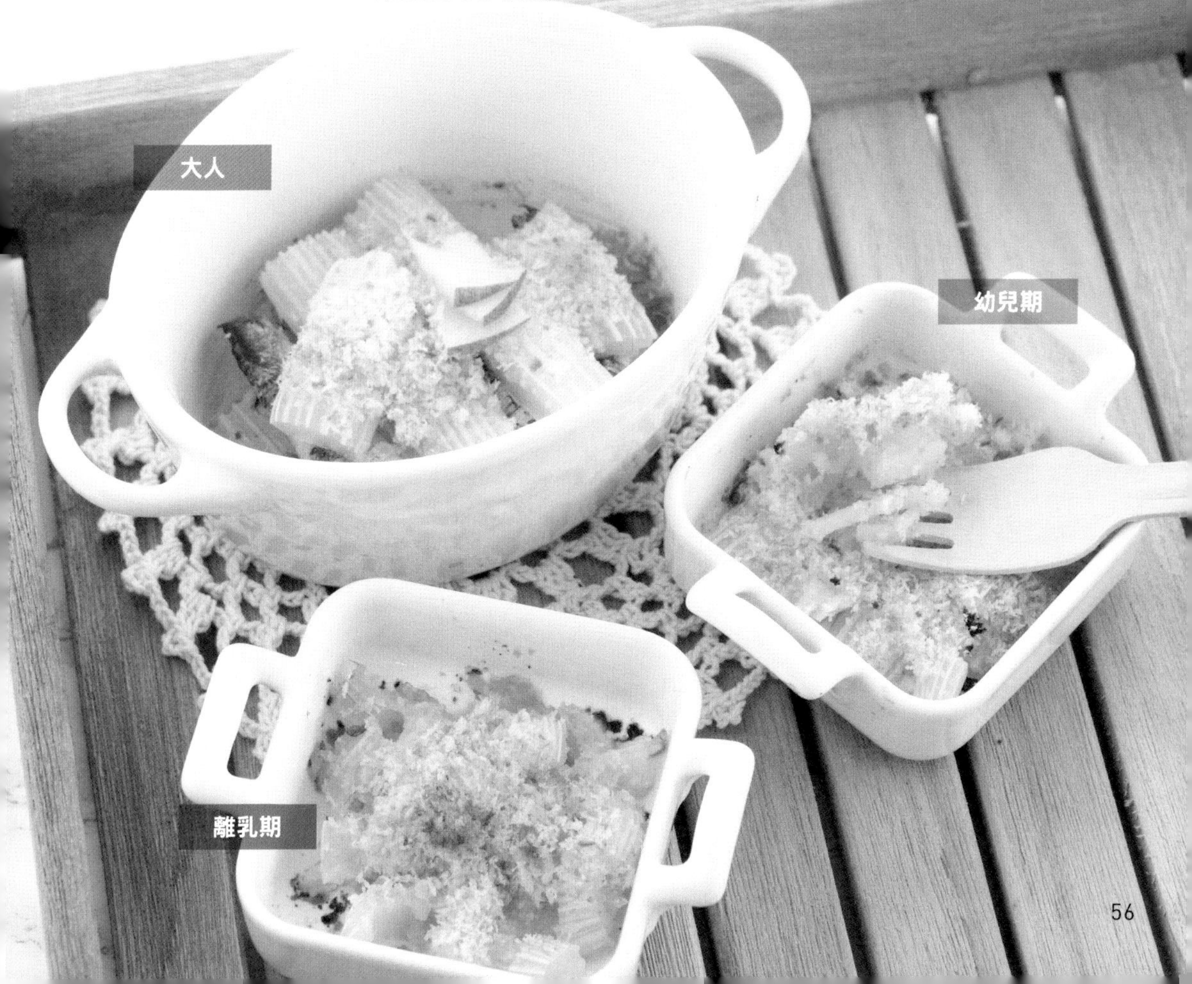

牛肉菇菇壽喜燒

透過番茄的酸味與高湯味
將蔬菜滷成清爽好滋味

POINT

給離乳期兒童食用時，食材要切小塊，山藥須磨成泥，滷汁也要稀釋。這道食譜已降低甜度，所以大人與幼兒可用相同分量調味。肉煮太久會變硬，所以要最後再加進去。

材料〔2 名大人＋1 名兒童〕

番茄……………1～2 個
牛肉……………100g
山藥……………7～8cm
金針菇…………$\frac{1}{2}$ 袋
鴻喜菇…………$\frac{1}{2}$ 包
白菜……………$\frac{1}{8}$ 個
滷汁
　高湯…………1 大匙
　醬油…………1 大匙
　砂糖…………$1\frac{1}{2}$ 小匙
　酒……………1 大匙
蘿勒……………8 片

作法

1. 番茄、牛肉、白菜切成容易入口的大小，金針菇、鴻喜菇切成一半長度。提供給幼兒期兒童食用時，食材要切小一點，提供給離乳期兒童食用時，食材再切得更小一些。
2. 給離乳期兒童食用時，需磨出 1～2 大匙的山藥泥，剩餘的山藥則切成容易入口的大小。
3. 將滷汁的材料拌勻。
4. 給離乳期兒童食用時，取 1 大匙左右的滷汁倒入小鍋中，再加入 2 大匙的水，然後放入適量作法 1 的食材燉煮。接著倒入用來增加濃稠度的山藥泥，同時須一邊攪拌將山藥泥煮熟。
5. 給幼兒期兒童、大人食用時，將滷汁倒入平底鍋中，然後加入食材燉煮。提供給大人食用時，最後再加入蘿勒，然後稍微加熱後即可享用。

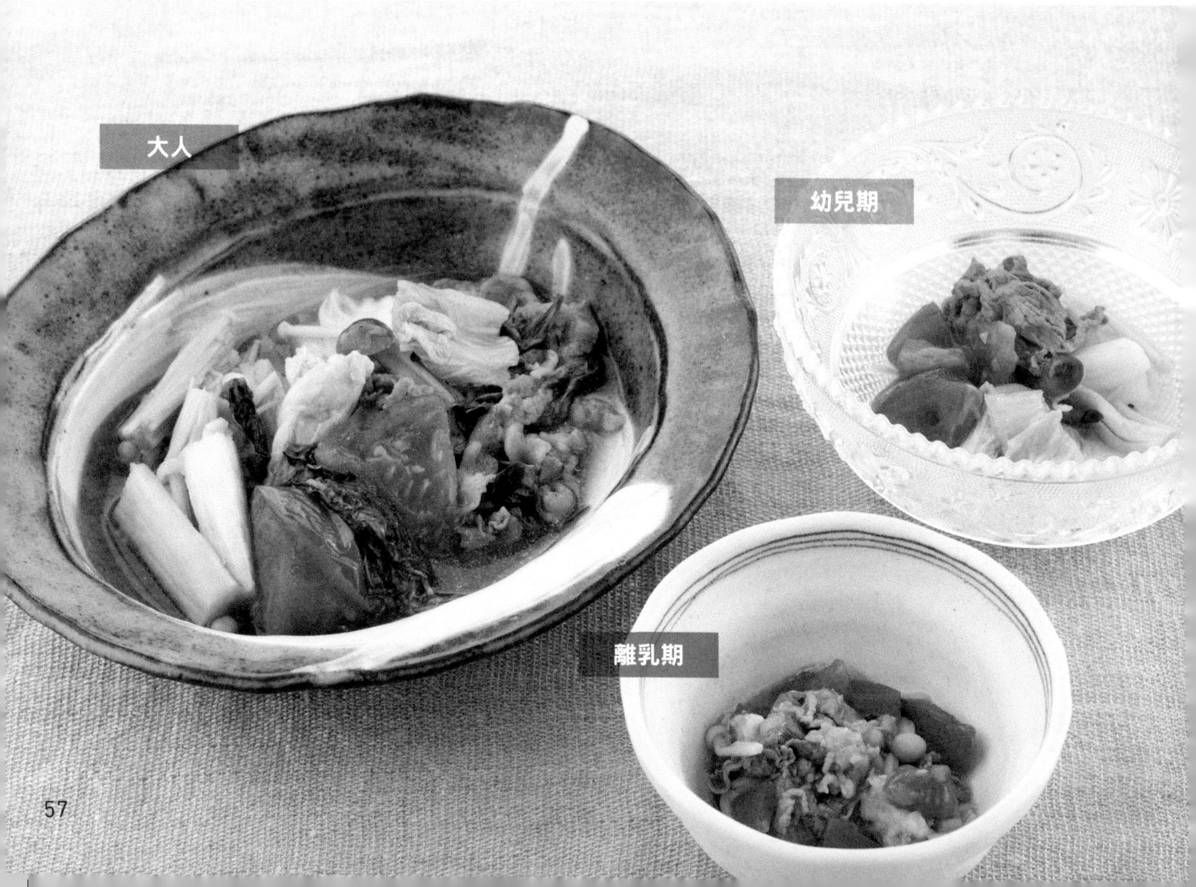

品味蔬菜

豆腐泥拌蘆筍

練習咀嚼蔬菜
藉由豆腐泥讓口感更圓潤

POINT

倘若幼兒期的兒童排斥蘆筍的外觀，可用蘆筍條沾豆腐醬的方式品嘗，改變外在形象以吸引孩子嘗試。也能兼作離乳期手抓食物進食的練習。

材料〔2名大人＋1名兒童〕

綠蘆筍…………4 根
豆腐……………$\frac{1}{4}$ 塊
炒熟芝麻………1 小匙
醬油……………$\frac{1}{2}$ 小匙
砂糖……………$\frac{1}{2}$ 小匙

製作離乳食使用

砂糖……………1 小撮
豆腐……………1 大匙

作法

1. 蘆筍用熱水汆燙。其中 1 根用來製作離乳食的蘆筍要燙軟一點，然後大略切碎。
2. 豆腐、炒熟芝麻、醬油用食物調理機打碎。提供給離乳期兒童食用時，分取適量與 1 小撮砂糖拌勻。剩餘的部分加入 $\frac{1}{2}$ 小匙砂糖拌勻。
3. 提供給離乳期兒童食用時，將 1 大匙豆腐加入作法 1 的蘆筍與作法 2 中，用稀釋味道後的拌料拌一拌。提供給幼兒期兒童食用時，將蘆筍切成 2cm 長，再以作法 2 拌一拌。此外也能將作法 2 當成沾醬，將切成一半長度的蘆筍插在上頭。提供給大人食用時，將作法 2 淋在蘆筍上，最後將撒上少許檸檬皮屑（分量外）。

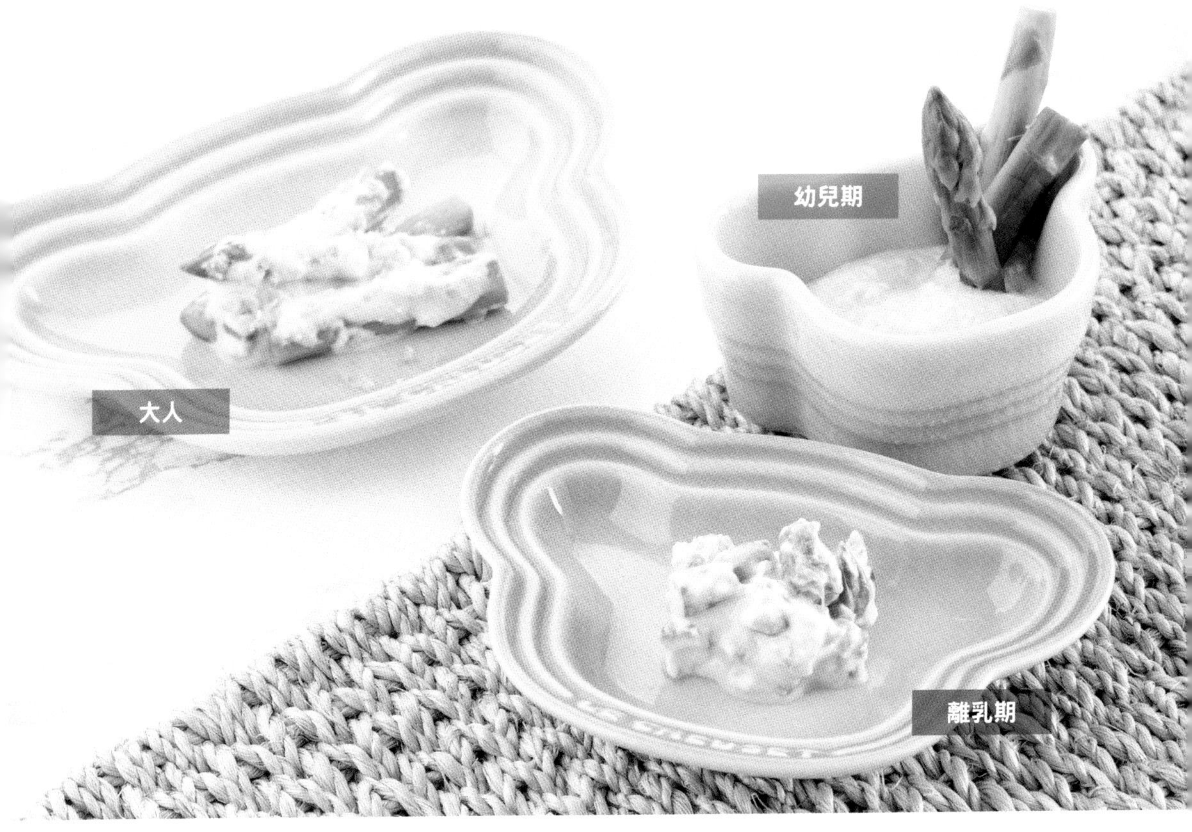

TOKEIZI力推！

可幫助培養味覺的調味料

為離乳食、幼兒食物調味時，口味要極淡，因此建議大家使用可突顯食材味道的調味料。在此為大家挑選了無其他添加物，有助於培養兒童味覺的市售調味料，另外還會為大家介紹個人推薦的五穀雜糧與拌飯香鬆。

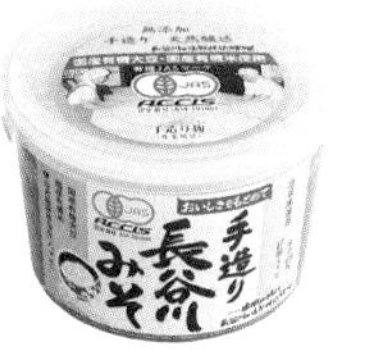

味噌

「手造長谷川味噌」

麴的甜味平易近人，風味滿點。僅使用日本生產的有機大豆、有機米、海鹽製作而成。（長谷川山形醃製味噌）

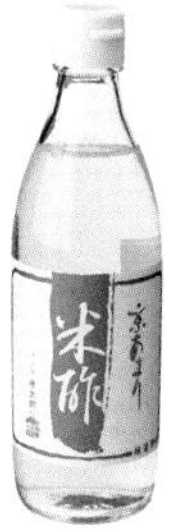

米醋

「京余米醋」

味道與香氣圓潤不會刺激口鼻，且經長時間熟成，完成不使用添加物及化學調味料。（孝太郎之醋）

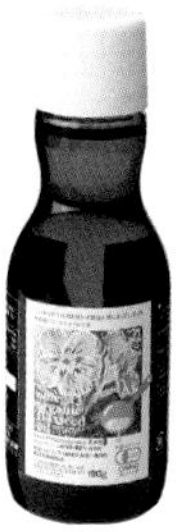

亞麻仁油

「Omega-3 organic flaxseed oil」

含有55%大腦所需的Omega-3脂肪酸，無須加熱，料理完成後可少量添加。（紅花食品）

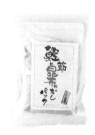

柴魚高湯包

「柴魚昆布高湯包」

將日本生產的荒節與北海道出產的昆布磨碎成粉，再製作成高湯包。只需熬煮1～2分鐘，即可完成天然的高湯。（鰹工房）

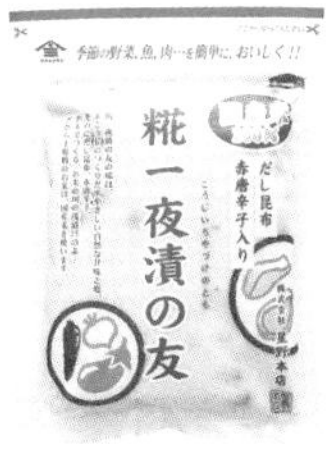

糀床

「糀一夜漬之友」

用來醃漬食材，即可完成風味佳且低鹽的醬菜。撒在肉或魚上頭，再油煎來吃也很美味。（星野本店）

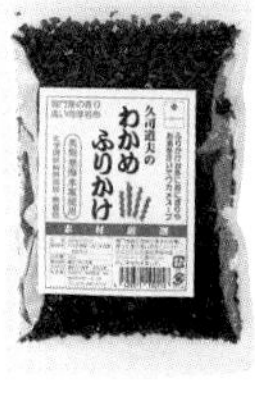

＋在白飯上！

海帶芽拌飯香鬆

用來拌飯的香鬆應盡量選擇天然食材。海帶芽拌飯香鬆的原材料為海帶芽、海鹽、白芝麻，只要注入熱水還能變成海帶芽湯。（能登製鹽）

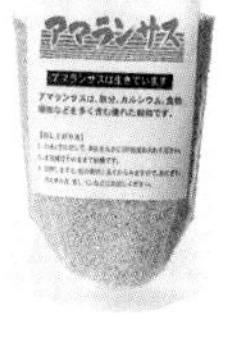

＋在白飯上！

莧菜籽

這種五穀雜糧含有大量的蛋白質、鈣、食物纖維、鐵、鋅等營養素。只要加進白米中炊煮，即可大幅提高營養價值。（永倉精麥）

「　」＝商品名稱，（　）＝製造廠商、公司名稱

＊本頁介紹產品為日本超商所販售，台灣販售情形請至各大百貨超市詢問。

離乳期

POINT

要將提供給離乳期兒童食用的米飯煮軟時，除了加水之外，也能加些高湯稍微燉煮一下，吃起來會更美味。

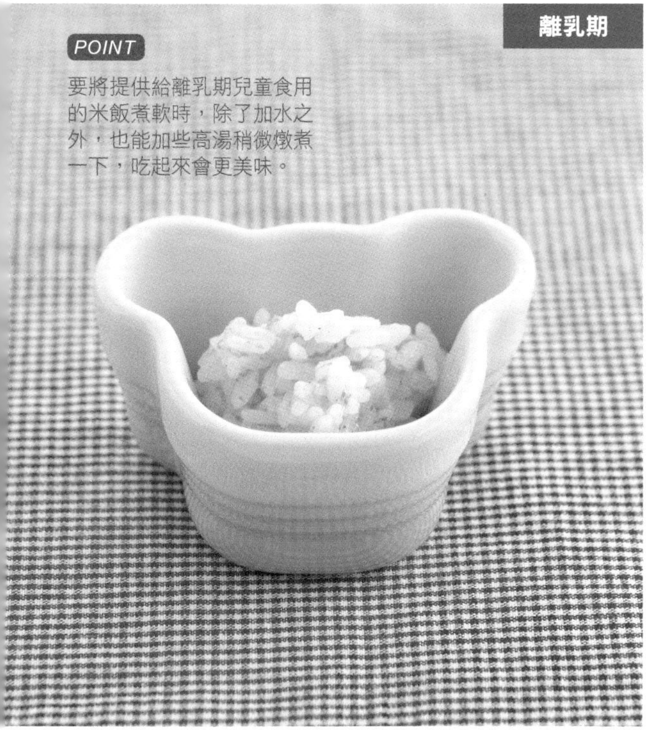

幼兒期

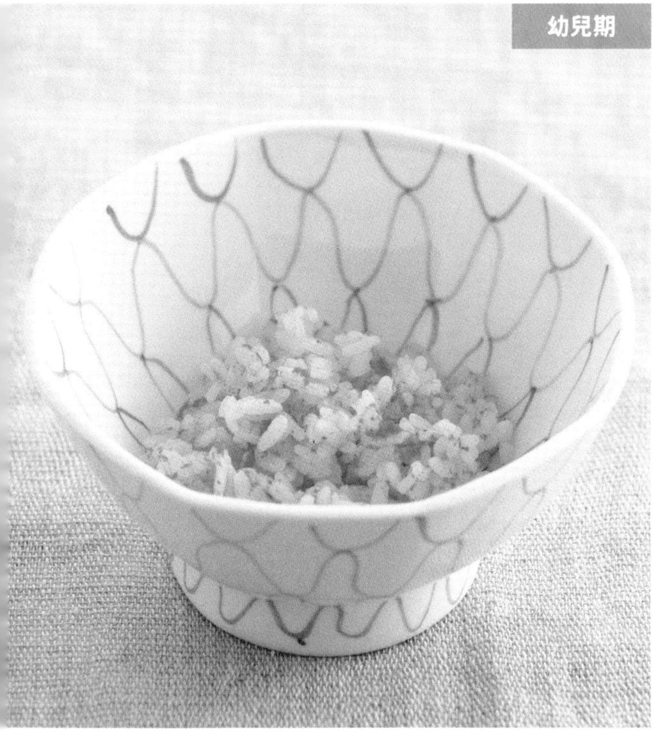

開胃飯

不吃白米飯的時候，不妨變化成菜飯或拌飯。但是偶而也別忘了煮些白米飯。

紅蘿蔔泥飯

只要加進紅蘿蔔一起煮
即可變身又甜又多彩的誘人米飯

材料（2名大人＋1名兒童）

白米……………2 合（註：1 合為 180ml）
紅蘿蔔…………$\frac{1}{2}$ 根
昆布……………5cm
麻油……………1 小匙
鹽………………適量
製作離乳食使用
高湯……………1 大匙

作法

1. 米洗淨後倒入電鍋的內鍋中，再加入紅蘿蔔泥。
2. 在作法 1 中加入 1 小撮鹽、昆布，然後以高於標準刻度多一點的水量炊煮。
3. 等紅蘿蔔飯煮熟後，取適量倒入小鍋中製作離乳食，再將 1 大匙高湯以等量的水稀釋後倒入鍋中煮成稀飯。提供給幼兒期兒童、大人食用時，將 1 小匙麻油滴入適量紅蘿蔔飯中拌勻，提供給大人食用時再另外加鹽調味。

大人

＋ 蘿蔔嬰

佐以蘿蔔嬰可增添口感。

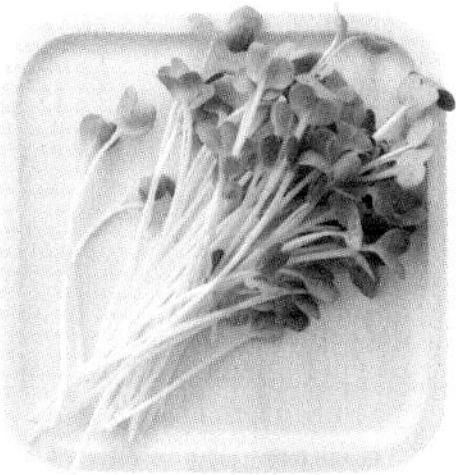

大人

＋ 黑芝麻
薑絲

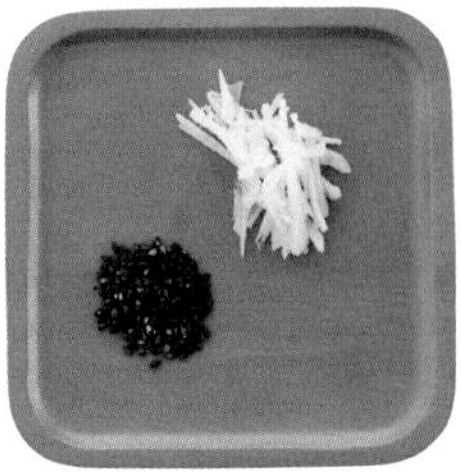

利用芝麻及薑絲裝點，即可增添辛辣風味。

地瓜飯

帶甜味所以備受歡迎
增添白米飯的香甜好滋味

材料〔2名大人＋1名兒童〕

地瓜……………小的 1 個
米………………2 合
鹽………………1 小匙
醬油……………1 小匙
酒………………1 大匙
昆布……………5cm
製作離乳食使用
高湯……………1 大匙

作法

1. 地瓜洗淨後連皮切成比一口大小更小一些。
2. 米洗淨後倒入電鍋的內鍋中，加入高於標準刻度多一點的水量，再倒入地瓜、醬油、酒、昆布一起炊煮。
3. 提供給離乳期兒童食用時，取適量的作法 2 倒入小鍋中，再去除地瓜皮，並將 1 大匙高湯以等量的水稀釋後加入小鍋中，煮成稀飯狀。提供給幼兒期兒童食用時，可直接盛裝在飯碗中。

離乳期

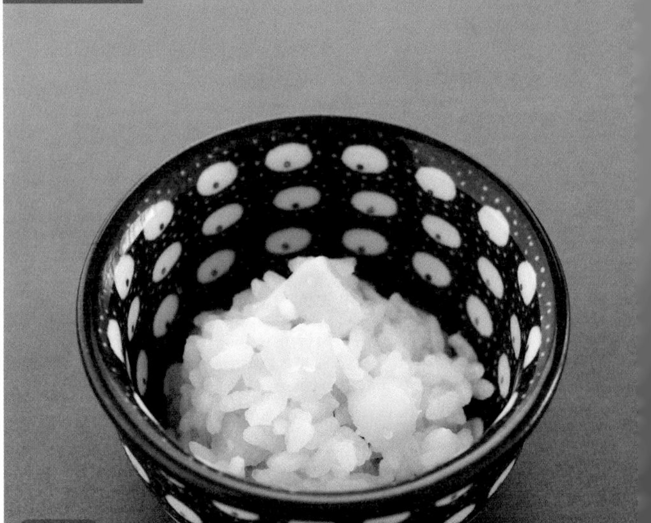

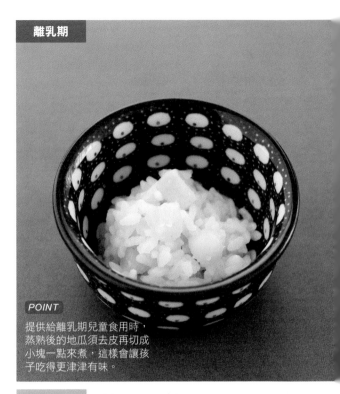

POINT

提供給離乳期兒童食用時，蒸熟後的地瓜須去皮再切成小塊一點來煮，這樣會讓孩子吃得更津津有味。

幼兒期

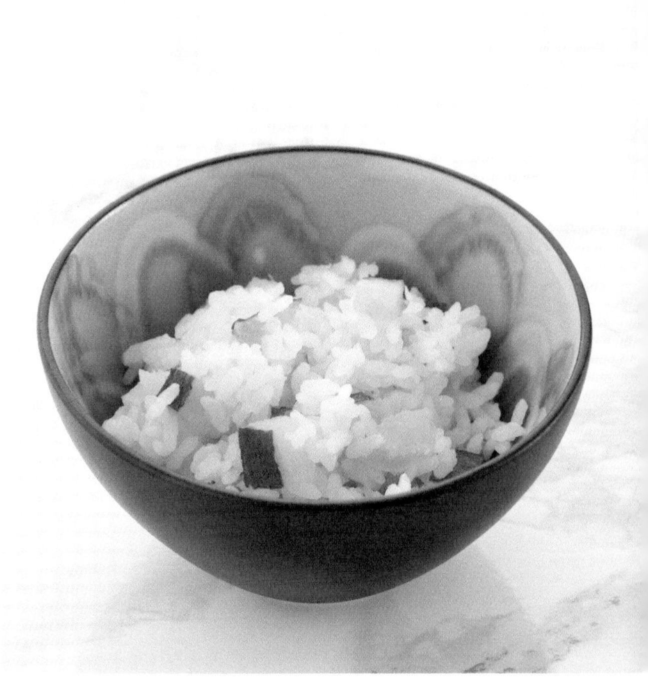

離乳期

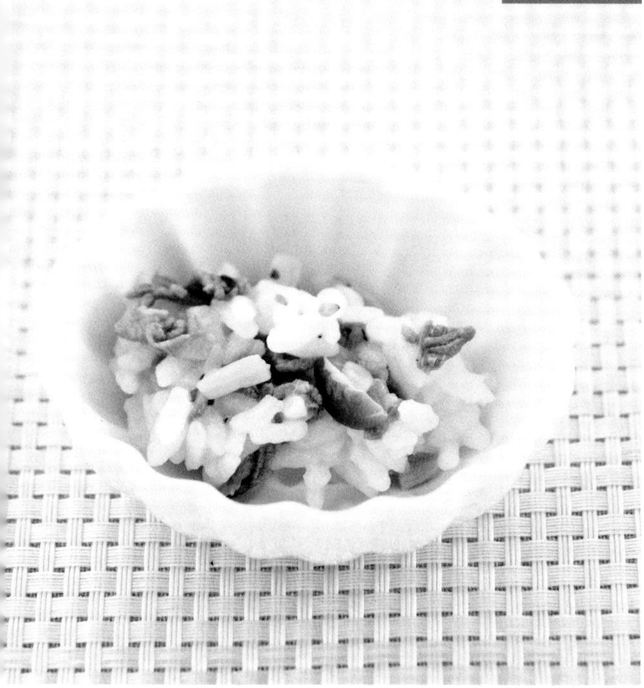

幼兒期

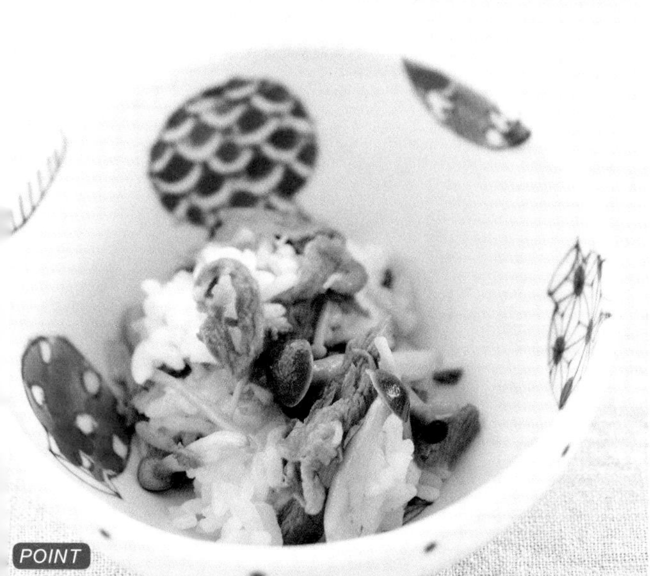

POINT

不需炊煮，只需將配料拌勻，即便使用剩飯也能輕鬆上桌。不過牛肉容易變硬，因此須避免過度加熱。吃不下飯的時候，不妨也能嘗試使用其他偏好的配料來製作。

開胃飯

牛肉蕈菇什錦飯

富含鮮味的配料
用調味料調整口味濃淡

材料〔2名大人＋1名兒童〕

米飯……………2 合
牛肉……………150g
金針菇…………$\frac{1}{4}$ 袋
鴻喜菇…………$\frac{1}{4}$ 包
調製調味料
　高湯…………2 大匙
　醬油…………$1\frac{1}{2}$ 小匙
　蠔油…………$\frac{1}{2}$ 小匙
　鹽……………少許
沙拉油…………適量

作法

1. 牛肉切成適口大小，金針菇切成 3 等分長，鴻喜菇去蒂後剝散。
2. 將塗上薄薄一層油的平底鍋燒熱，然後放入作法 1 拌炒。
3. 將一半分量的調製調味料倒入作法 2 中加以調味，再分取出製作離乳食的分量備用。加入剩餘的調味料加重口味，製作成提供給幼兒期兒童、大人食用的部分。
4. 給離乳期兒童食用時，將適量稀釋後的高湯加入米飯中，煮成稀飯狀～軟飯的程度後，再倒入作法 3 拌勻，給幼兒期兒童、大人食用時，將作法 3 倒入米飯中拌勻。

大人

＋西洋菜
　蒜片酥

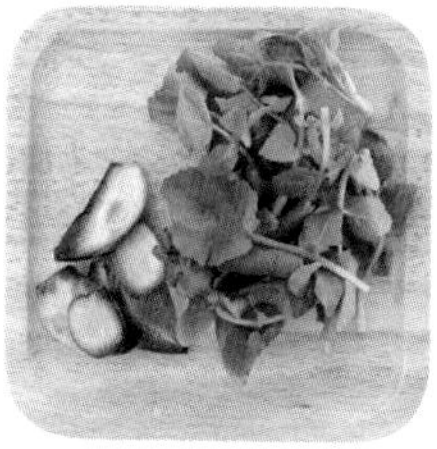

微微的苦味加上蒜頭的香氣，可在偏甜的配料中呈現畫龍點睛的效果。

開胃拌飯香鬆

雖然現成香鬆很美味但成分較不天然，自己動手做拌飯香鬆一點都不難，而且營養滿分。

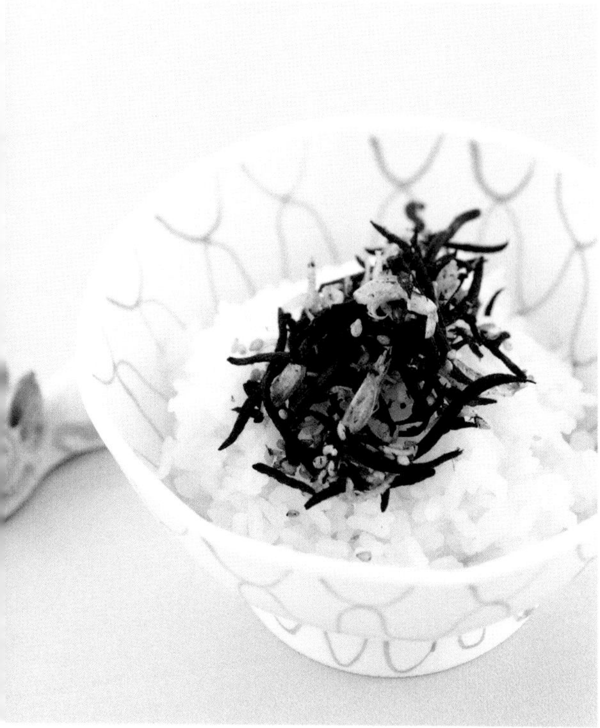

羊栖菜魩仔魚

想攝取鈣質就靠這一味！

材料〔方便製作的分量〕

羊栖菜…………1 大匙
魩仔魚…………2 大匙
櫻花蝦…………1 小匙
炒熟白芝麻……1 大匙
鹽………………少許

作法

1. 羊栖菜充分洗淨後用水泡發，擠乾備用。
2. 將所有食材倒入燒熱的平底鍋中乾煎，最後以少許的鹽調味。

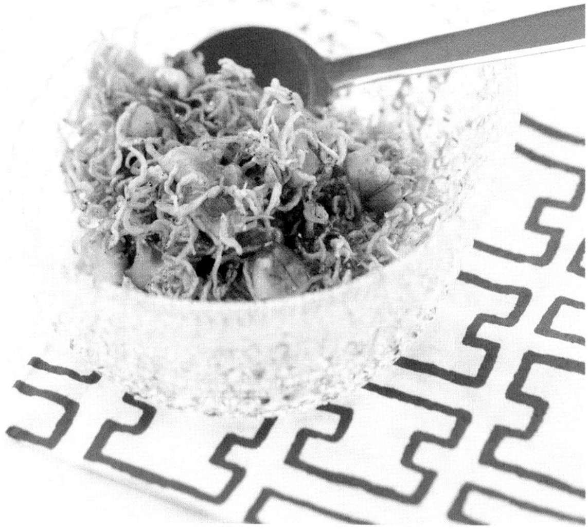

※蜂蜜恐會帶有肉毒桿菌，1 歲之前應避免餵食。

核桃魩仔魚乾

裹上甜甜鹹鹹的醬汁
享受二種食材交織的美味

材料〔方便製作的分量〕

魩仔魚乾………50g
核桃……………20g
蜂蜜……………2 小匙
醬油……………$\frac{1}{2}$ 小匙
高湯……………1 小匙

作法

1. 蜂蜜與醬油拌勻備用。
2. 將核桃與魩仔魚乾倒入平底鍋中加熱，乾煎至稍微呈現淺淺的焦黃色為止。
3. 將作法 1 與高湯倒入作法 2 中，等所有食材裹上醬汁後熄火。

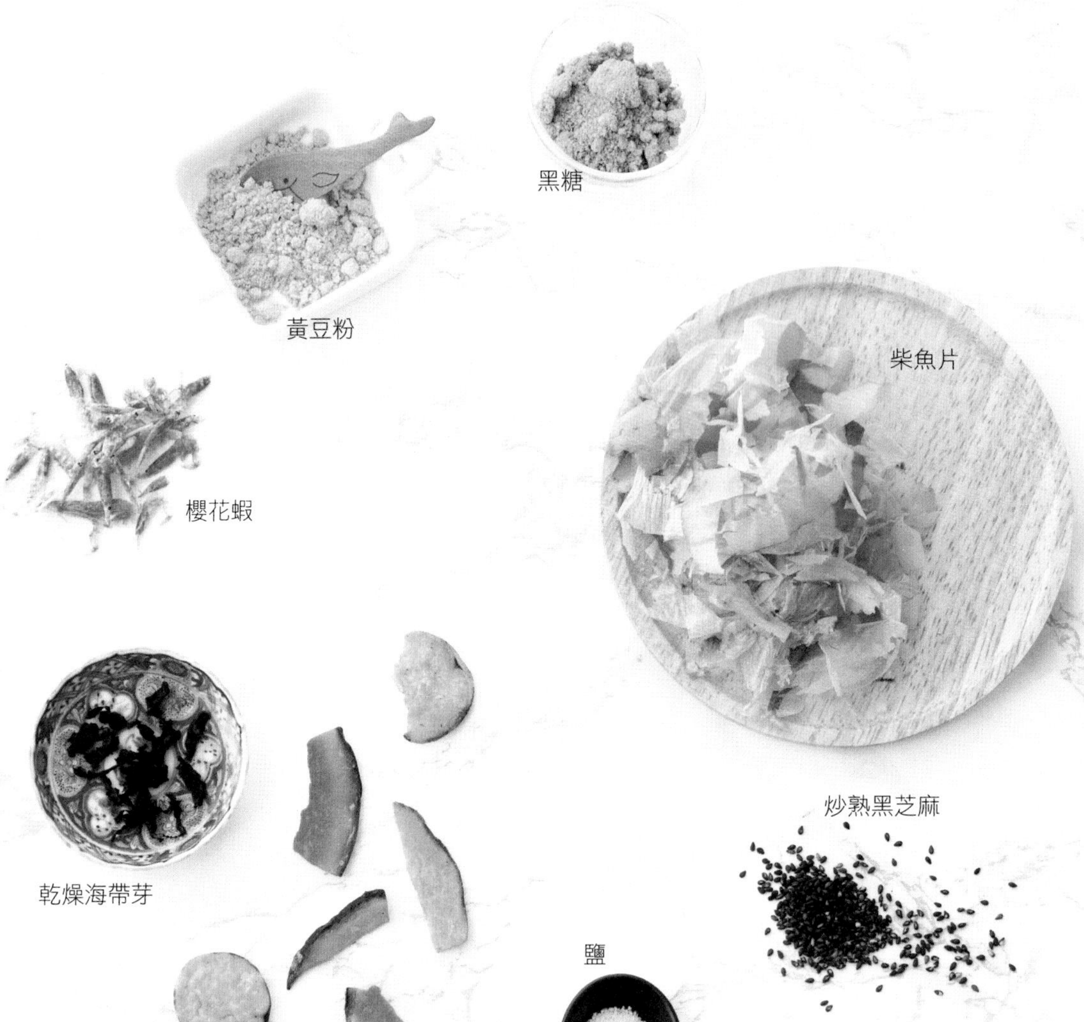
黑糖
黃豆粉
柴魚片
櫻花蝦
炒熟黑芝麻
乾燥海帶芽

鹽
南瓜片與地瓜片

百變香鬆

挑選個人喜好的
乾貨及調味料，
再用研磨機打碎就完成了！

作法

1. 將 3～4 種喜好的食材以研磨機打碎，或是倒入研缽中磨碎。類似蔬菜片等食材保留些許口感會更美味，因此可用手剝碎即可。
2. 最後用鹽調味。鹽放多一點比較吃得出味道，但須避免加太多。

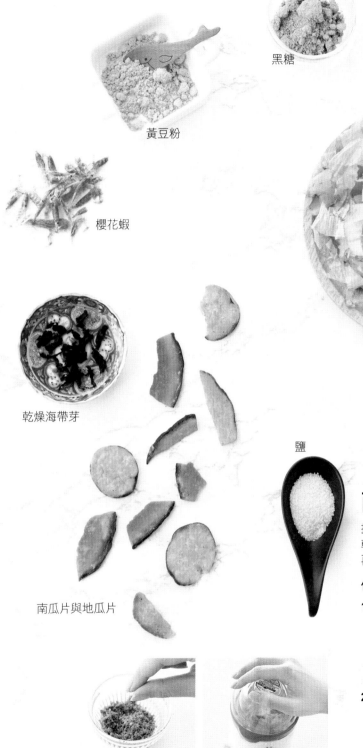

大寶寶的手指食物

為大家介紹幼兒期開始可以放心食用的減糖美味點心，作法十分簡單，不妨與孩子一起動手，肯定樂趣十足。

豆腐醬油麻糬丸子

透過豆腐與魩仔魚攝取充分鈣質！
麻糬丸子再利用葛粉增加濃稠度

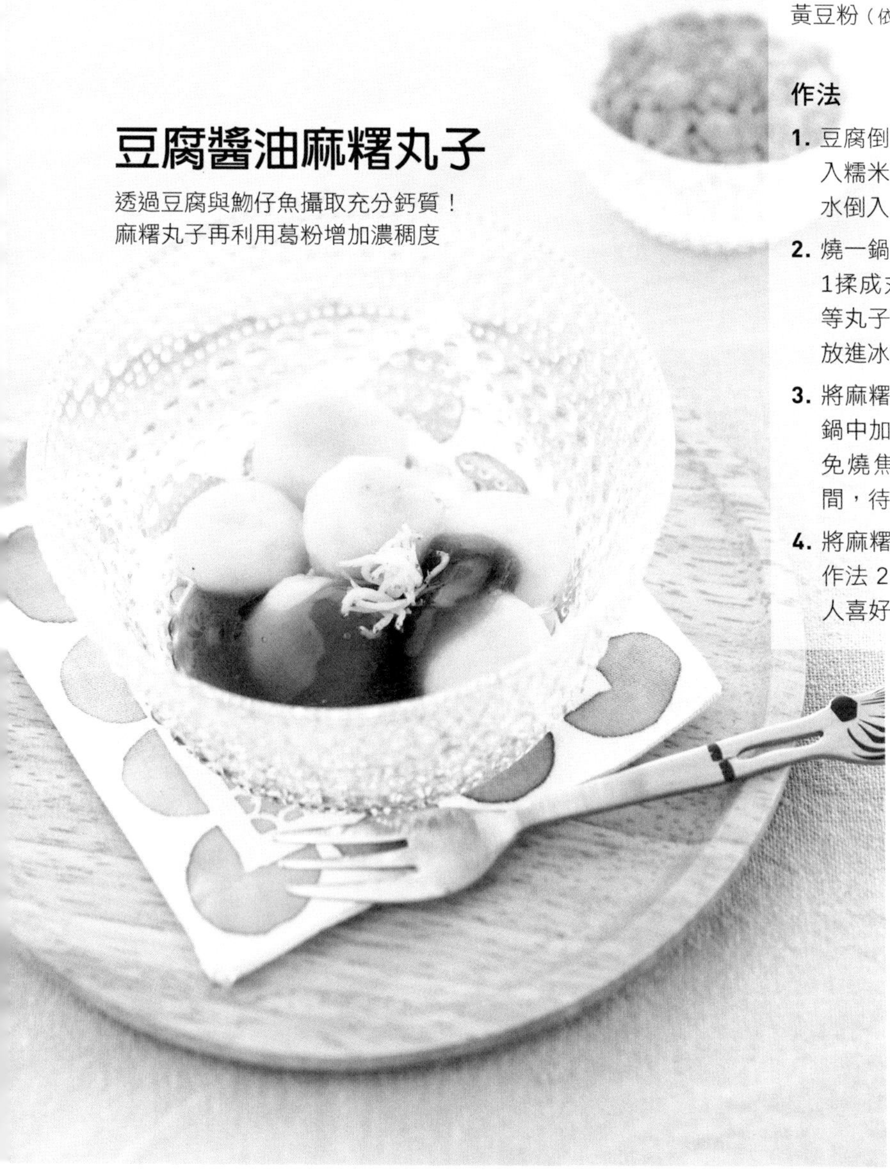

材料〔方便製作的分量〕

豆腐……………………130g
糯米粉…………………80g
魩仔魚…………………2～5 大匙
麻糬丸子淋醬
- 本葛粉………………$\frac{1}{2}$ 小匙
- 水……………………2 大匙
- 醬油…………………2 小匙
- 砂糖…………………1 大匙

黃豆粉（依個人喜好）…適量

作法

1. 豆腐倒入攪拌盆中捏碎，再加入糯米粉與魩仔魚揉勻。將冰水倒入另一個攪拌盆中備用。
2. 燒一鍋熱水，等沸騰後將作法1揉成丸子狀後放入熱水中。等丸子浮起後，稍等一會兒再放進冰水裡。
3. 將麻糬丸子淋醬的材料倒入小鍋中加熱，但須一邊攪拌以避免燒焦。沸騰後再煮一段時間，待顏色變透明後再熄火。
4. 將麻糬丸子淋醬與魩仔魚淋在作法 2 的麻糬丸子上，再依個人喜好撒上黃豆粉享用。

POINT

想補充大量鈣質時可加入多一些魩仔魚，想品嘗滑潤口感時則加少一點，提供給幼兒期前期的兒童食用時，請切成小塊餵食，以免噎住。

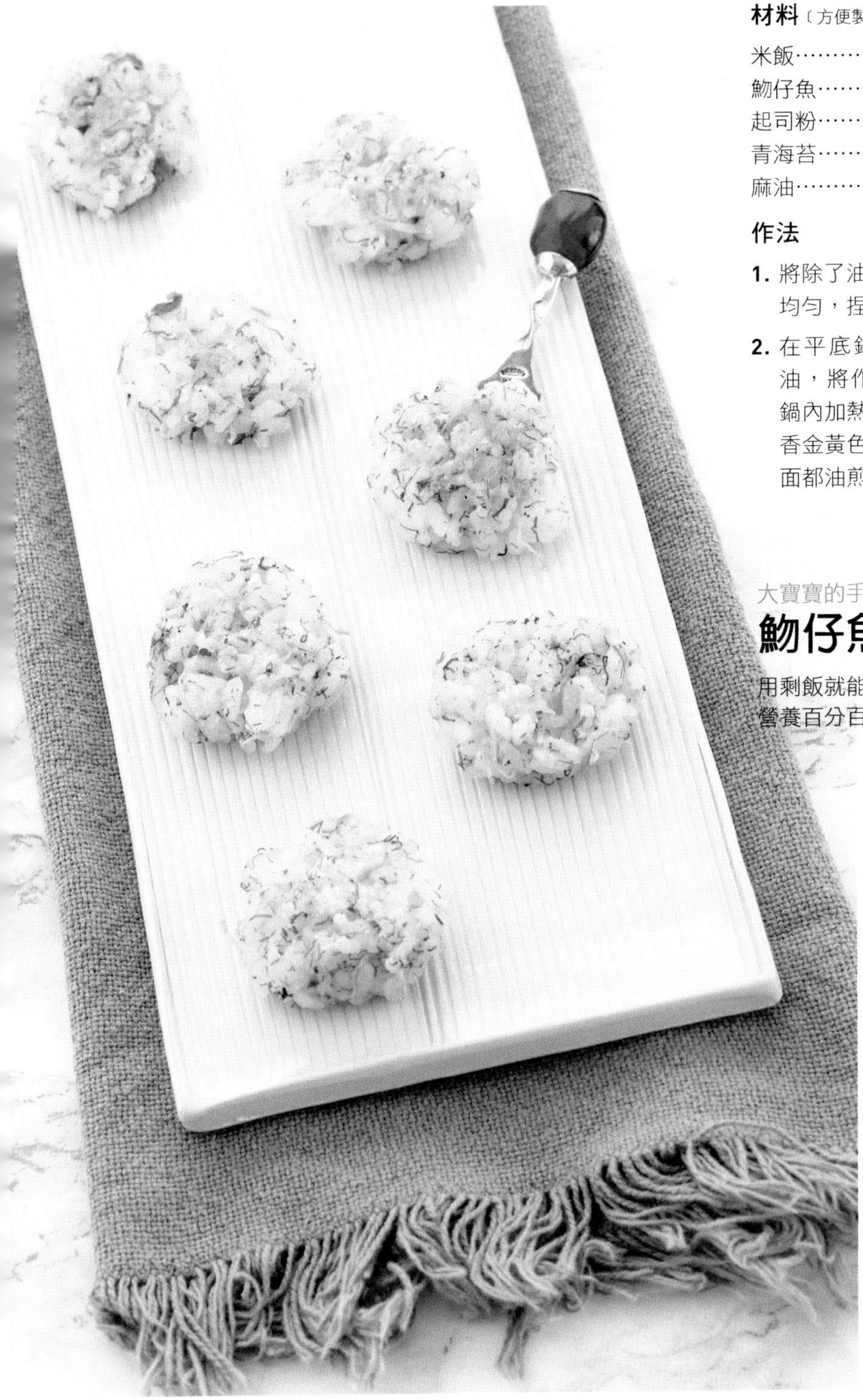

材料〔方便製作的分量〕

米飯……………120g
魩仔魚…………2 大匙
起司粉…………2 大匙
青海苔…………1 小匙
麻油……………適量

作法

1. 將除了油以外的材料混合均勻，捏成扁平的圓形。
2. 在平底鍋塗上薄薄一層油，將作法 1 擺在平底鍋內加熱，待稍微呈現焦香金黃色澤後翻面，將兩面都油煎上色。

大寶寶的手指食物

魩仔魚小飯糰

用剩飯就能輕鬆完成
營養百分百！

POINT

給大人食用時可沾上醬油再油煎，即可完成有如烤飯糰般香氣四溢的輕食。

大寶寶的手指食物

香蕉蛋糕

黏密口感與甜味
深受大人小孩歡迎

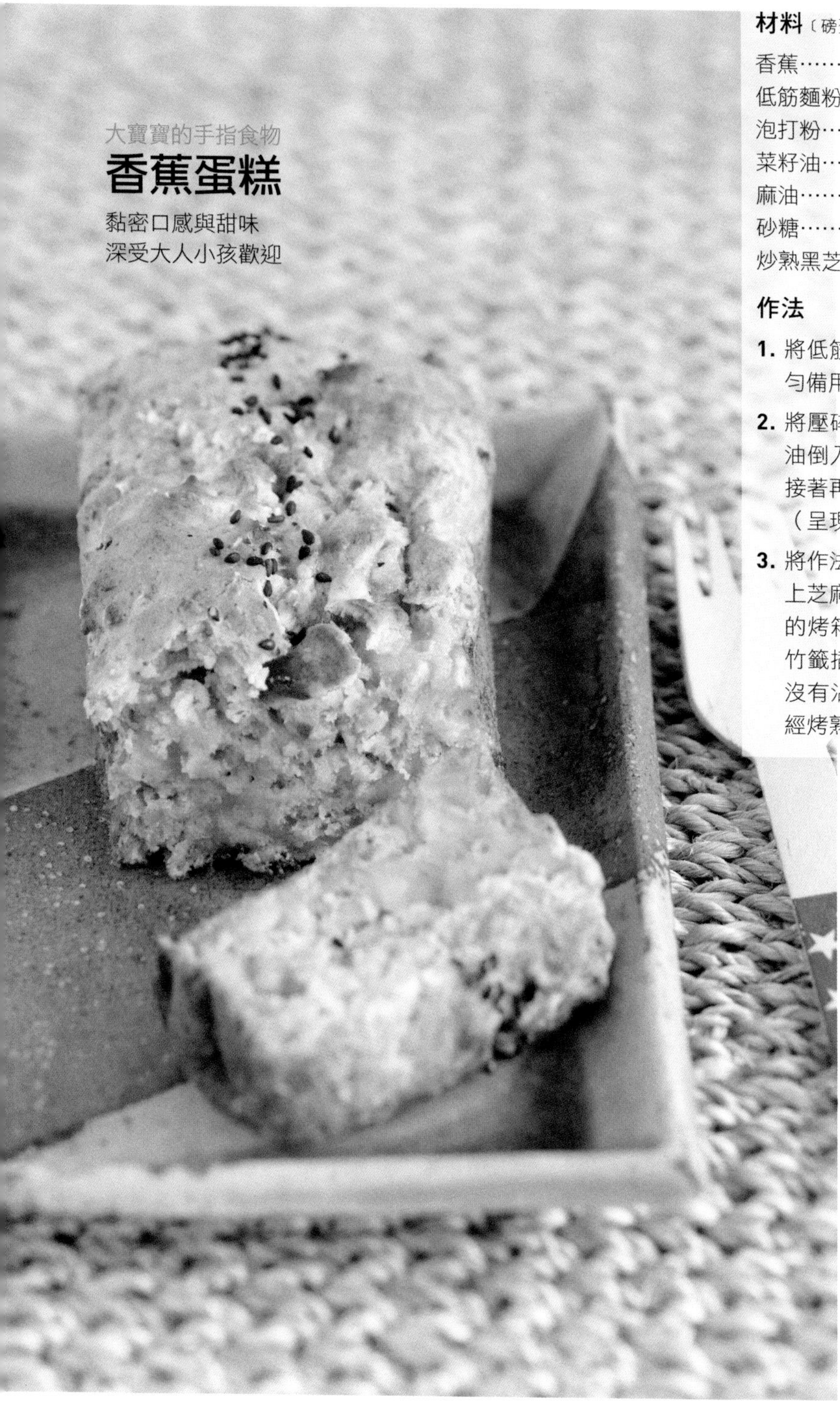

材料〔磅蛋糕模具1個的分量〕

香蕉……………1～2 根
低筋麵粉………90g
泡打粉…………10g
菜籽油…………1 大匙
麻油……………1 大匙
砂糖……………1 大匙
炒熟黑芝麻……適量

作法

1. 將低筋麵粉與泡打粉混合均勻備用。
2. 將壓碎的香蕉、砂糖、2 種油倒入攪拌盆中充分拌勻。接著再加入作法 1 大略拌勻（呈現粉狀即可）。
3. 將作法 2 倒入模具中，再撒上芝麻，然後以 180 度預熱的烤箱烤 15 分鐘。最後用竹籤插進去測試看看，如果沒有沾黏內部的麵糊代表已經烤熟了。

POINT

香蕉須用手撕開，再輕輕地壓碎後使用。想讓口味甜一點的時候，可加入多一些香蕉，但是不要增加砂糖的使用量。

大寶寶的手指食物

電子鍋豆腐蛋糕

利用內鍋的熱循環效果
即可烤出鬆軟飄香的蛋糕！

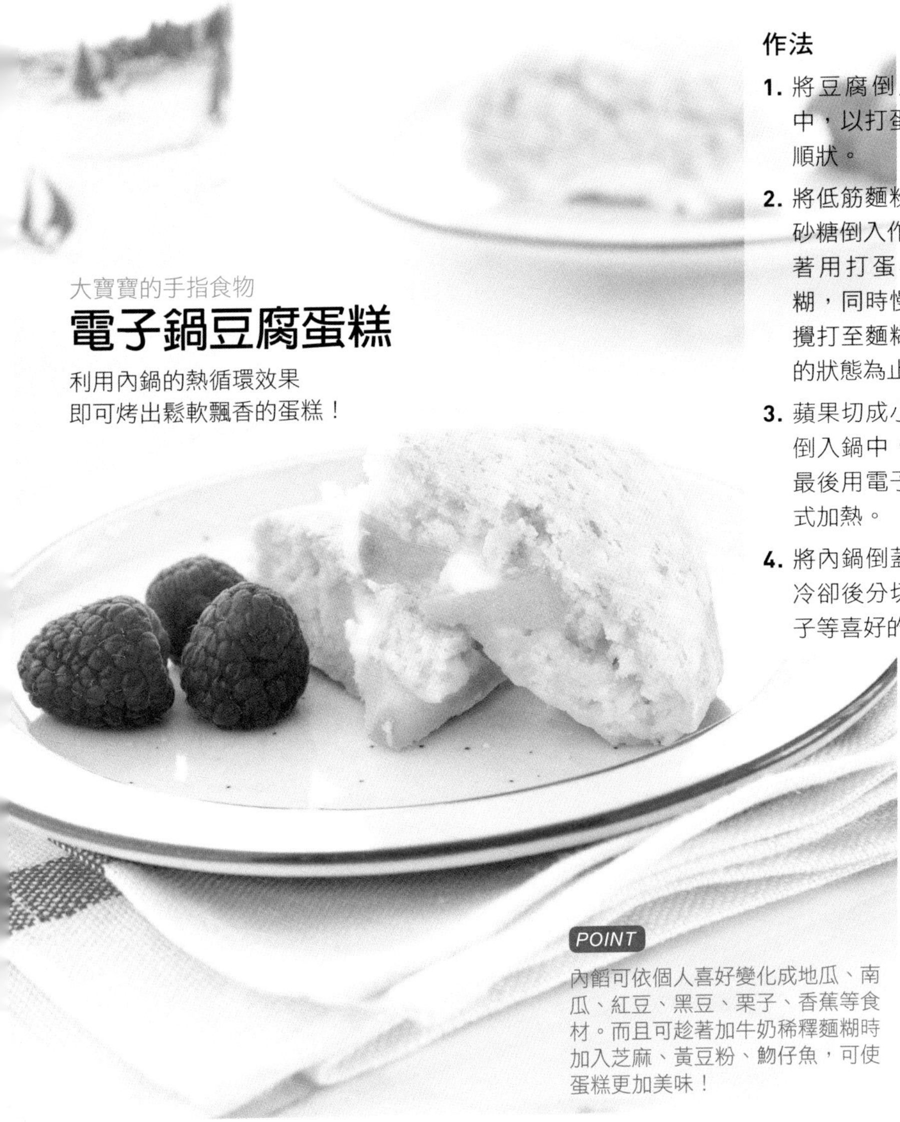

材料〔方便製作的分量〕

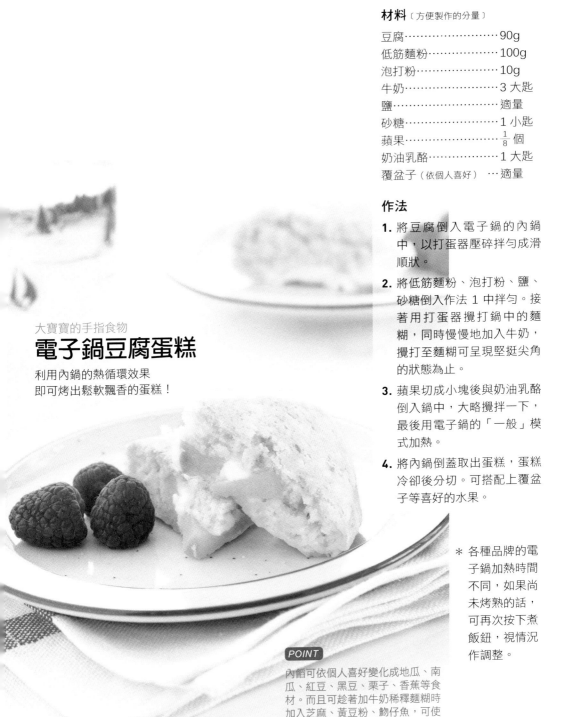

豆腐……………………90g
低筋麵粉………………100g
泡打粉…………………10g
牛奶……………………3 大匙
鹽………………………適量
砂糖……………………1 小匙
蘋果……………………$\frac{1}{8}$ 個
奶油乳酪………………1 大匙
覆盆子（依個人喜好）…適量

作法

1. 將豆腐倒入電子鍋的內鍋中，以打蛋器壓碎拌勻成滑順狀。
2. 將低筋麵粉、泡打粉、鹽、砂糖倒入作法 1 中拌勻。接著用打蛋器攪打鍋中的麵糊，同時慢慢地加入牛奶，攪打至麵糊可呈現堅挺尖角的狀態為止。
3. 蘋果切成小塊後與奶油乳酪倒入鍋中，大略攪拌一下，最後用電子鍋的「一般」模式加熱。
4. 將內鍋倒蓋取出蛋糕，蛋糕冷卻後分切。可搭配上覆盆子等喜好的水果。

＊ 各種品牌的電子鍋加熱時間不同，如果尚未烤熟的話，可再次按下煮飯鈕，視情況作調整。

POINT

內餡可依個人喜好變化成地瓜、南瓜、紅豆、黑豆、栗子、香蕉等食材。而且可趁著加牛奶稀釋麵糊時加入芝麻、黃豆粉、魩仔魚，可使蛋糕更加美味！

TOKEIZI力推！

令人安心的市售點心

即便無法每天料理手作點心，只要能聰明善用現成產品也不成問題。記得應避免含糖量及脂肪含量較多的食物，多多補充鈣質及蛋白質。購買鬆餅粉或飲料時，也要嚴選成分。

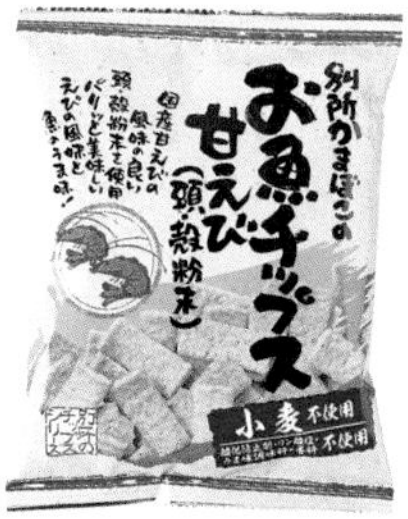

鮮魚餅乾

「鮮魚甜蝦餅乾」

這是由魚板專賣店將魚貝類磨成泥作為原料製作而成的無添加乾餅，鹽分含量較少。（別所蒲鉾店）

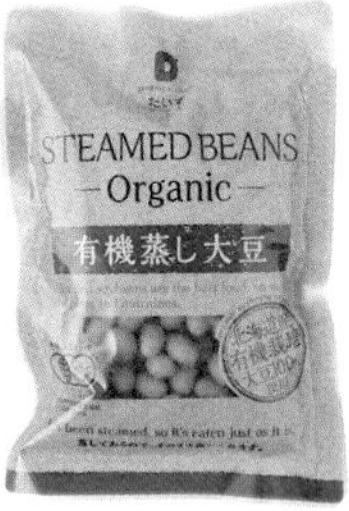

蒸大豆

「有機蒸大豆」

帶有淡淡的鹹味，可直接食用。富含大豆的營養，也能用來當作一道配菜。（Daizu-da）

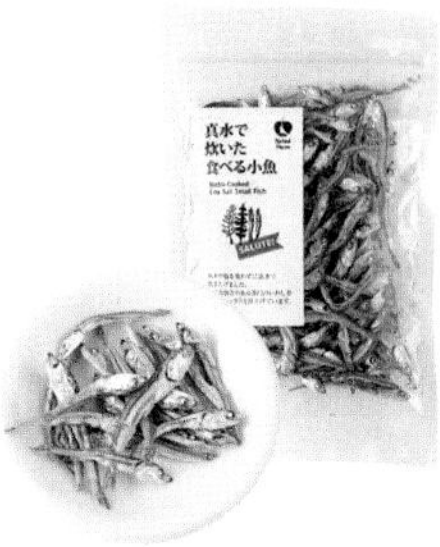

小魚乾零嘴

「淡水炊煮小魚乾零嘴」

不使用海水或鹽，僅利用淡火將鯷魚煮熟後乾燥而成的小魚乾。最適合用作咀嚼練習。（NaturalHouse）

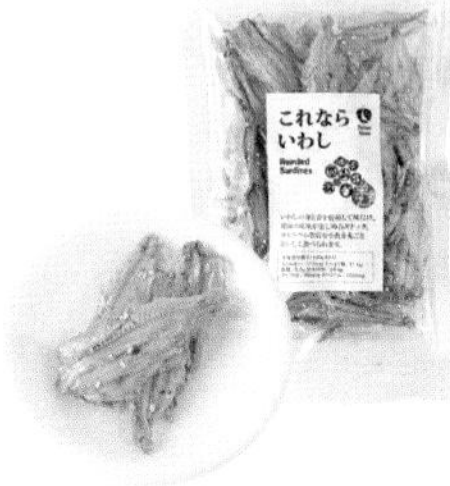

沙丁魚乾

「正宗沙丁魚乾」

沙丁魚可以連骨頭一起入口，最適合用來補充鈣質。些許甜甜鹹鹹的口味，鮮味也十分飽滿。（NaturalHouse）

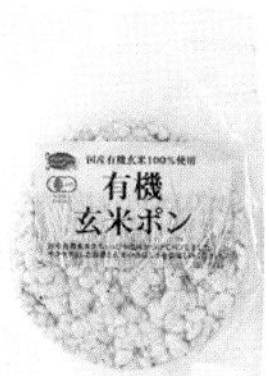

糙米米菓

「有機糙米米菓」

將國產有機糙米佐以淡淡的鹹味製作成米菓。圓餅狀造型方便食用，又不會造成消化不良。也適合提供給離乳期的兒童食用。（Genkitown）

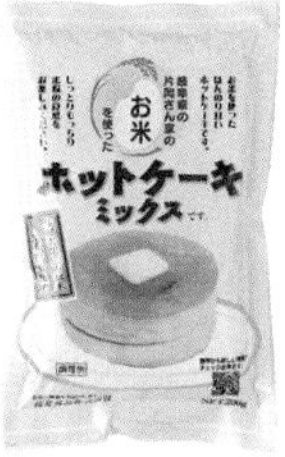

鬆餅粉

「米製鬆餅粉」

不使用麵粉，僅使用環保的綠色農業所生產的米粉。成品吃起來會帶有軟糯口感。（櫻井食品）

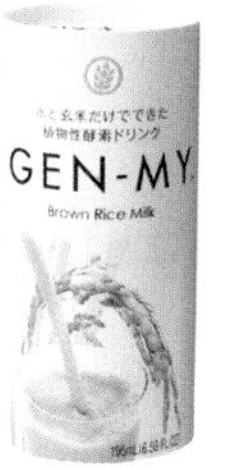

糙米酵素飲品

「GEN-MY」

單用水與糙米製作而成，無添加香料及甜味劑。這種「用喝的糙米」，完全利用糖化酵素製法帶出自然的甜味。（KSTWorld）

「　　」＝商品名稱，（　　）＝製造廠商、公司名稱

＊本頁介紹產品為日本超商所販售，台灣販售情形請至各大百貨超市詢問。

幼兒期適用的
營養愛子便當

便當是「味覺養成食譜」的集大成。營養均衡雖然重要，但也要讓孩子體驗各種食材及味道。便當材料設計成 2 名大人+1 名兒童的分量，讓爸爸&媽媽也能一同品嘗。

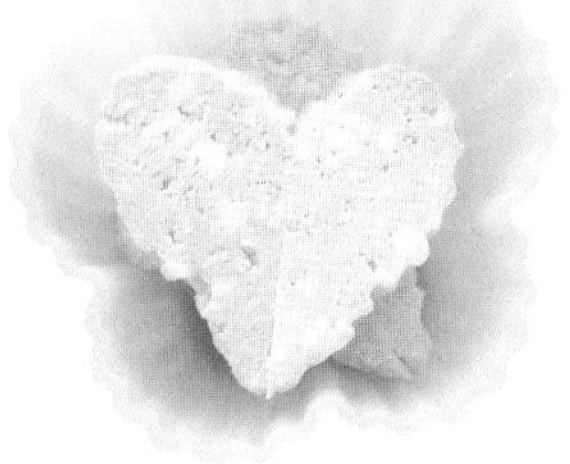

善用高湯的鮮味
日式蛋捲

材料

蛋……………………2 個
高湯…………………1 杯
醬油…………………1 小匙
鹽……………………少許

作法

1. 將高湯、醬油、鹽倒入鍋中開火加熱。等沸騰後倒入充分打散的蛋液，再以筷子以劃圈的方式攪拌。
2. 將壽司捲竹簾平鋪在承接汁液的淺盤上備用，等蛋凝固成鬆散的狀態後，再舀起來放在壽司捲竹簾上。
3. 利用壽司捲竹簾捲成蛋捲，接著直接放著冷卻，利用餘溫將蛋燜熟。待成型後分切成容易入口的大小。大人可依個人喜好淋上醬油。

+

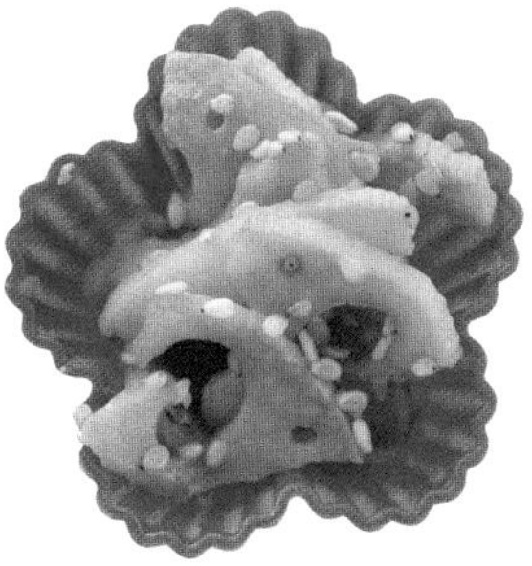

享受口感
金平蓮藕

材料

蓮藕…………………$\frac{1}{2}$ 節
砂糖…………………1 小匙
醬油…………………1 小匙
酒……………………$\frac{1}{2}$ 小匙
炒熟白芝麻……適量
沙拉油……………少許

作法

1. 蓮藕去皮，縱切成 4 等分後再切成薄片。在平底鍋塗上薄薄一層油，然後拌炒蓮藕。
2. 等蓮藕煮熟後，加入調味料再拌炒至收汁，接著撒上芝麻。提供給大人食用時，可依個人喜好撒上七味粉（分量外）。

+

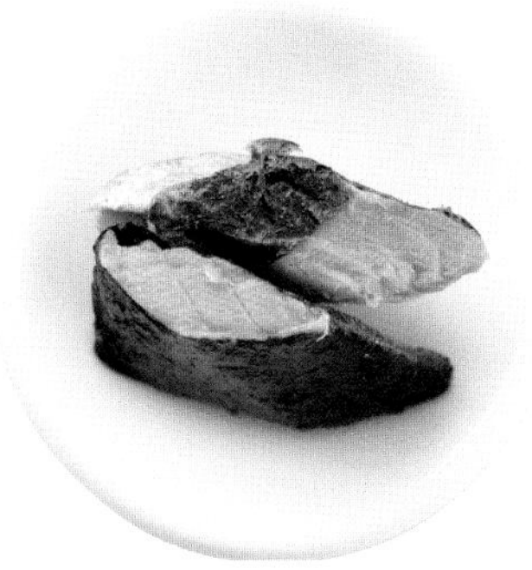

品嘗乾貨
鮭魚奶油煎

材料

鮭魚…………………3 片
海苔（御飯糰用） 3 片
麵粉、奶油……各適量

作法

1. 將每片鮭魚切成 3 塊，撒上酒後稍微醃一下，接著擦乾水分再撒上薄薄一層麵粉，然後用海苔捲起來，最後再撒上麵粉。
2. 平底鍋燒熱後塗上薄薄一層奶油，將鮭魚煎熟。

海苔鮭魚奶油煎便當

鮭魚用奶油煎熟，再佐以海苔的風味。少了甜味的日式蛋捲，搭配上跳脫鹹味的金平蓮藕，讓孩子能記住食材的天然美味。最後加上青花菜、秋葵、小番茄繽紛點綴。

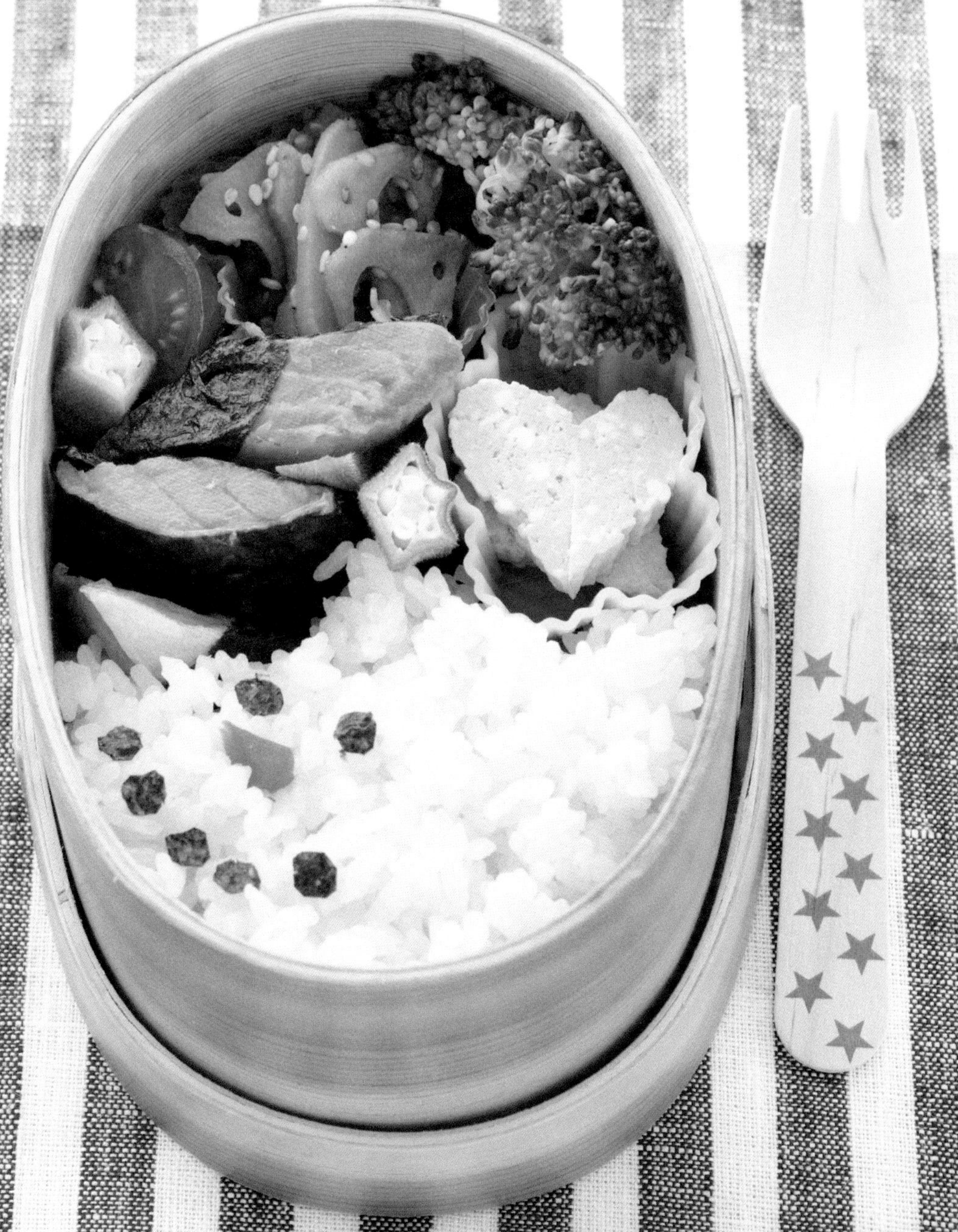

克服苦味

涼拌海苔菠菜

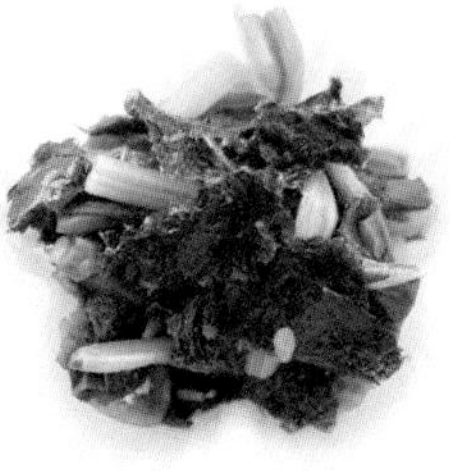

材料

菠菜……………½ 把
烤海苔…………2 片
醬油、高湯、炒熟白芝麻
……………………各適量

作法

1. 菠菜以熱水快速汆燙，接著泡水後擠乾水分，然後切成容易入口的長度。
2. 將作法 1 以撕碎的海苔、醬油、高湯、芝麻拌一拌。

＋

享用蔬菜與肉類

蔬菜豬肉捲

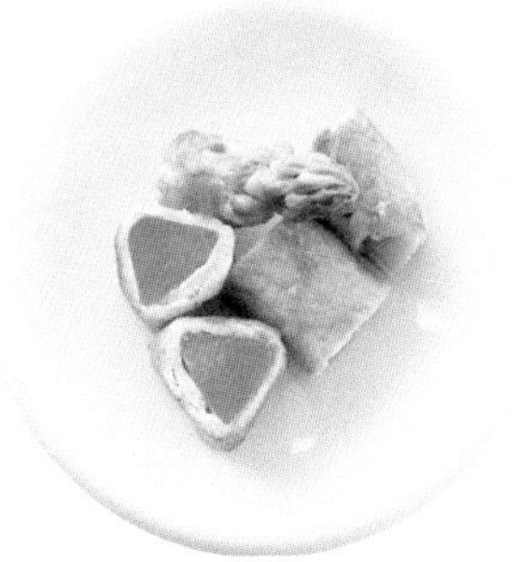

材料

蘆筍……………3 根
紅蘿蔔…………½ 根
豬肉薄片………100g
醬汁
　醬油…………1 小匙
　味醂…………1 小匙
　高湯…………1 小匙
沙拉油…………少許

作法

1. 蘆筍與紅蘿蔔汆燙至軟。再將紅蘿蔔配合蘆筍的粗細切成條狀。
2. 將作法 1 薄薄地撒上一層麵粉（分量外），然後用豬肉一圈圈捲起來。接著再撒上薄薄一層麵粉，然後用塗上薄薄一層油的平底鍋油煎。
3. 待呈現焦香色澤後，倒入調製好的醬汁沾裹在豬肉捲上。大人可依個人喜好淋上醬油（分量外）。

＋

品嘗乾貨

香菇蛋捲

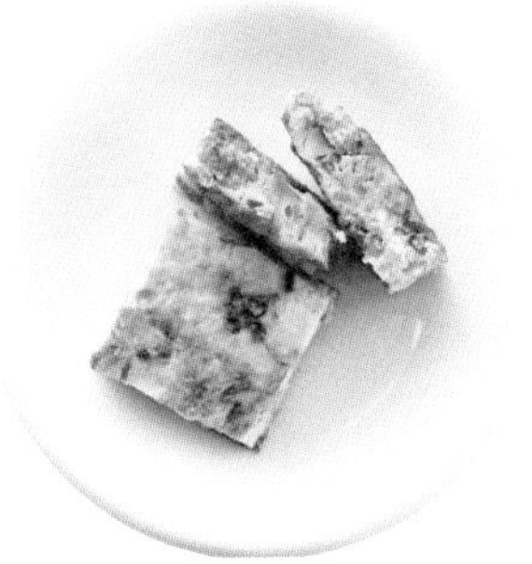

材料

乾香菇…………2 片
洋蔥……………½ 個
茄子……………½ 個
牛絞肉…………80～100g
蛋………………2 個
奶油……………5g＋5g
鹽………………少許

作法

1. 乾香菇用水泡發，去梗後切碎。洋蔥、茄子也要切碎。
2. 蛋在攪拌盆中打散。
3. 將 5g 奶油在平底鍋中塗勻，再倒入牛絞肉，然後加鹽拌炒。等炒熟後再將這些絞肉倒入作法 2 中。
4. 用平底鍋以剩餘的奶油將洋蔥炒至變軟為止。接著倒入茄子及香菇拌炒，然後倒入作法 3 的蛋液中。
5. 將平底鍋擦乾淨，然後將 5g 奶油在鍋中塗勻，再倒入蛋液，最後蓋上鍋蓋以小火加熱。中途翻面，慢慢加熱至熟。

POINT

有些幼兒園會要求家長「在便當裡擺些孩子愛吃的食物」，為的是要讓孩子體會吃光光的喜悅。但是帶便當是克服排斥口味食物的大好良機，應與孩子愛吃的食物作搭配，在調味上下工夫，如能讓孩子「全部吃光光」的話，孩子的味覺就能有顯著的成長。

鮮蔬豬肉捲便當

用肉將蔬菜捲起來，就能同時美味享用，而且外觀及切面都很賞心悅目。菠菜經海苔涼拌，蛋捲加入乾香菇，像這樣佐以乾貨料理過後，就能接近大人的口味了。

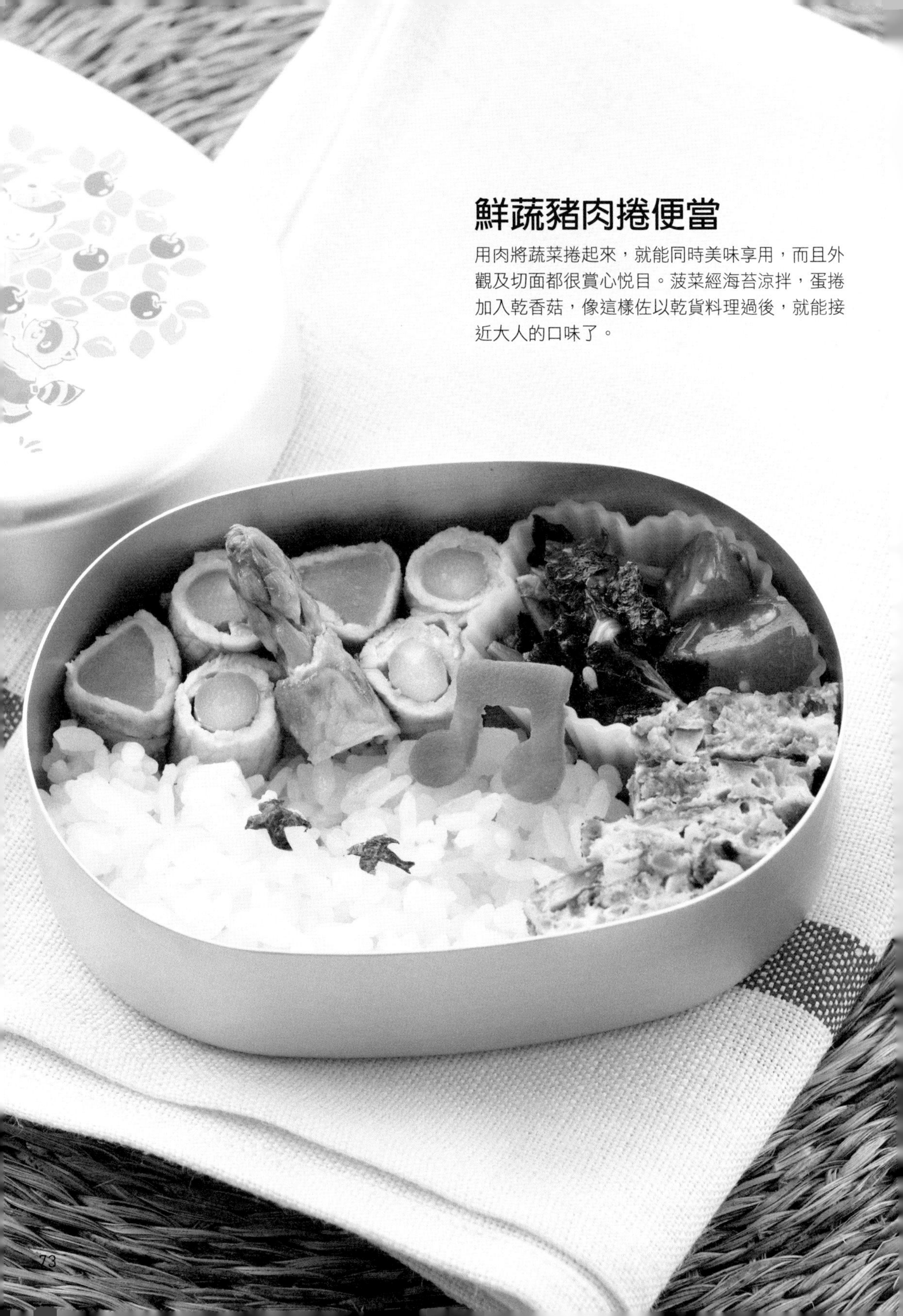

幼兒期適用的

營養愛子便當

離乳期後期開始，應設法讓孩子可以津津有味地享用每日三餐。早餐若以米飯為主食，只要將前一晚的剩菜稍加變化即可。每天要為孩子費心搭配，讓孩子品嘗五味及食材的口感。接下來介紹的食譜全部都能與大人食用的餐點同時料理完成。

A

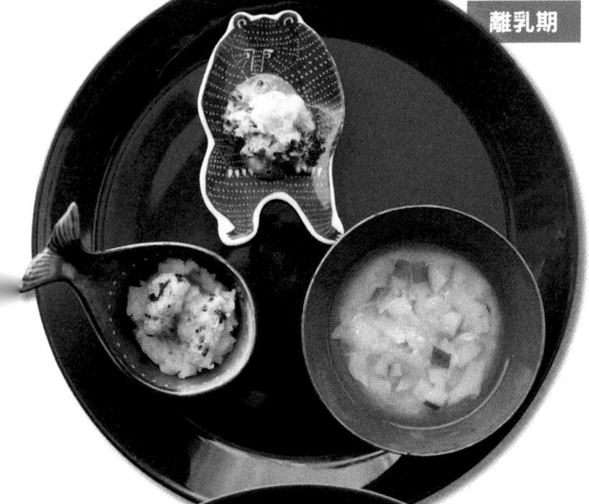

離乳期

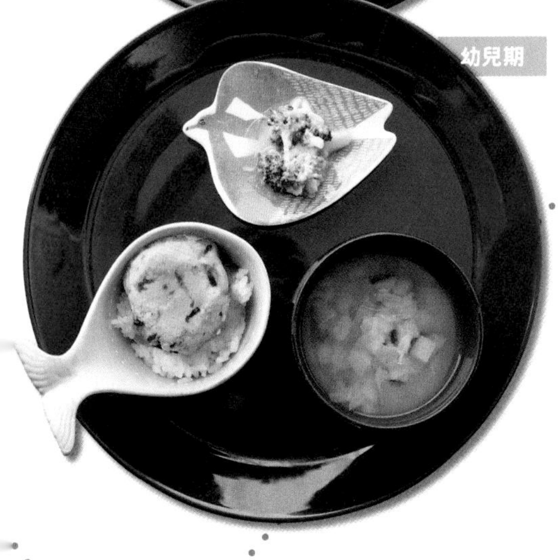

幼兒期

早餐

魩仔魚山藥泥什錦粥
善用高湯的鮮味

涼拌甜醋甜椒
克服酸味

滷南瓜牛肉
善用高湯的鮮味、享用蔬菜與肉類

早餐的材料與作法請參閱p.78

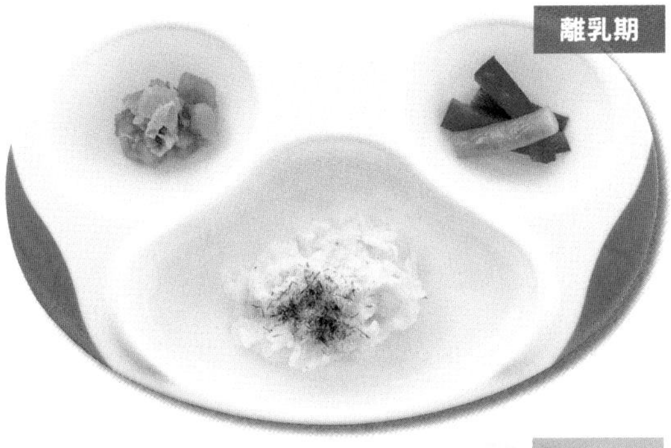

離乳期

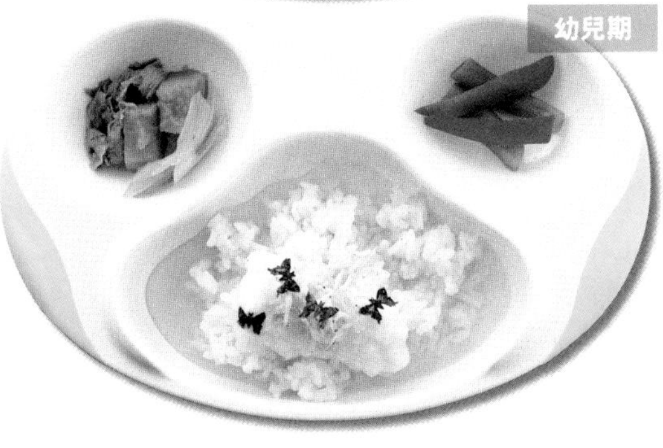

幼兒期

午餐

蓮藕丸子佐白蘿蔔芡汁蓋飯
享受口感

涼拌醋味噌青花菜
克服酸味

地瓜高麗菜味噌湯
善用高湯的鮮味

午餐的材料與作法請參閱p.78

晚餐

鰤魚幽庵燒
享用魚類、克服酸味

柴魚片拌秋葵、玉米、番茄
享用蔬菜、乾貨

什錦蕈菇味噌湯
善用高湯的鮮味

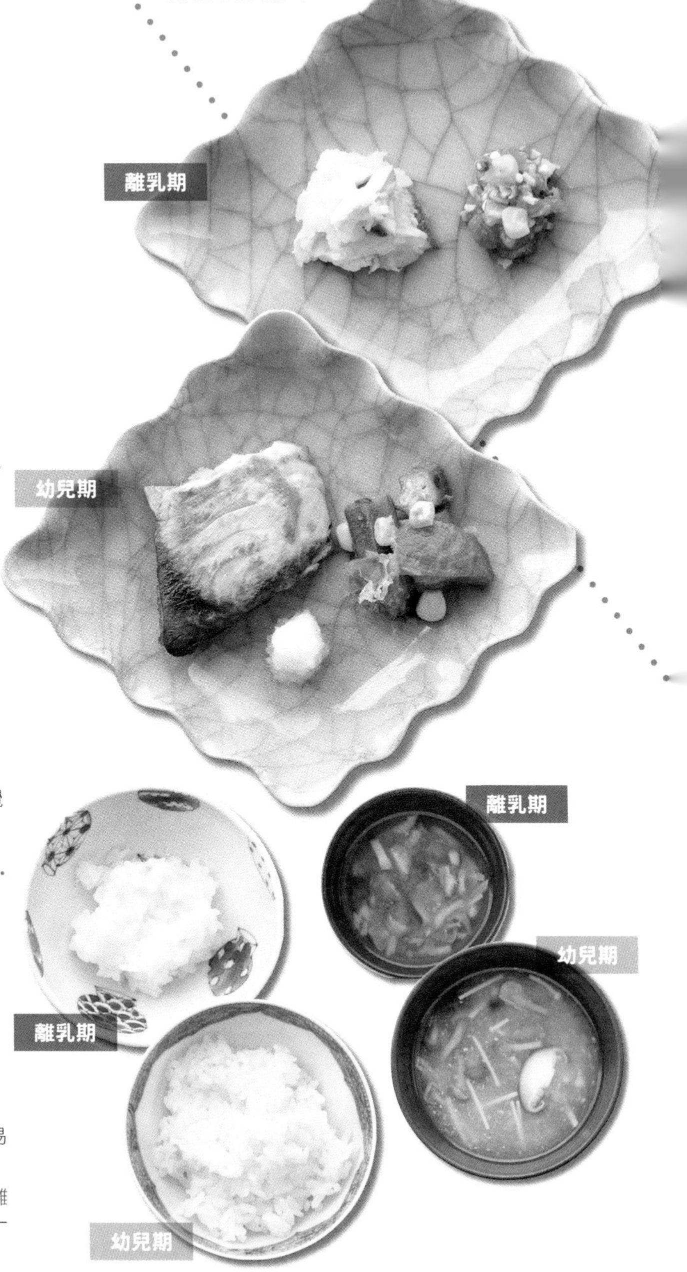

●鰤魚幽庵燒

材料與作法

鰤魚………………3 尾
醬汁
高湯……………1 大匙
醬油……………1 小匙
味醂……………1 小匙
柚子等柑橘類的現榨果汁… $\frac{1}{2}$ 小匙

1. 鰤魚撒上少許（分量外）的酒、鹽，再將釋出的水分完全洗淨後擦乾。
2. 將醬汁材料拌勻備用。給離乳期兒童食用時，取 1 小匙醬汁加入 2 倍的水稀釋備用。
3. 在平底鍋塗上薄薄一層油（分量外），將鰤魚擺入鍋中雙面油煎。
4. 取出給幼兒期兒童、大人食用的魚，將稀釋後的醬汁淋在給離乳期兒童食用的魚上，增加光澤。給幼兒期兒童、大人食用的魚則淋上醬汁，增加光澤。

●柴魚片拌秋葵、玉米、番茄

材料與作法

秋葵………………4～5 根
玉米罐頭………… $\frac{1}{2}$ 罐
番茄………………1 個
柴魚片、醬油……各適量

1. 秋葵汆燙至軟。提供給離乳期兒童食用時，秋葵須大略切碎後充分切細，以釋出黏液。
2. 番茄大略切碎。
3. 將秋葵、番茄、玉米、柴魚片、醬油拌勻攪拌即可享用。

●什錦蕈菇味噌湯

材料與作法

各種菇類（金針菇、香菇、鴻喜菇等）
……………………適量
離乳食可加入滑菇
高湯………………2 杯
味噌………………1 大匙

1. 高湯倒入鍋中開火加熱，再將蕈菇切成容易入口的大小後倒入鍋中。
2. 待蕈菇煮熟後，將味噌倒入鍋中溶解。給離乳期兒童食用時，滑菇可大略切碎後加多一點進鍋中，以增加濃稠度。

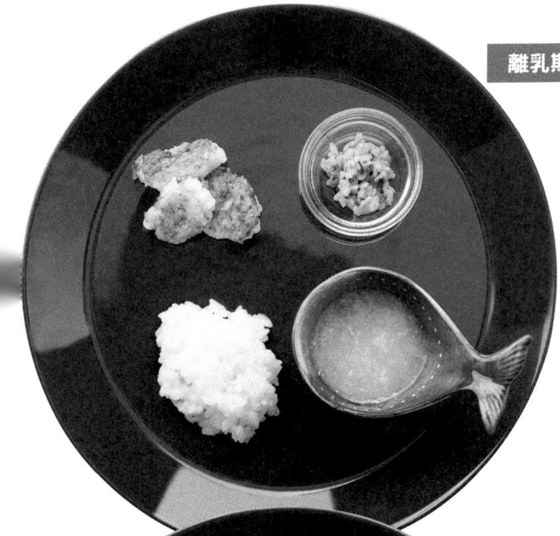

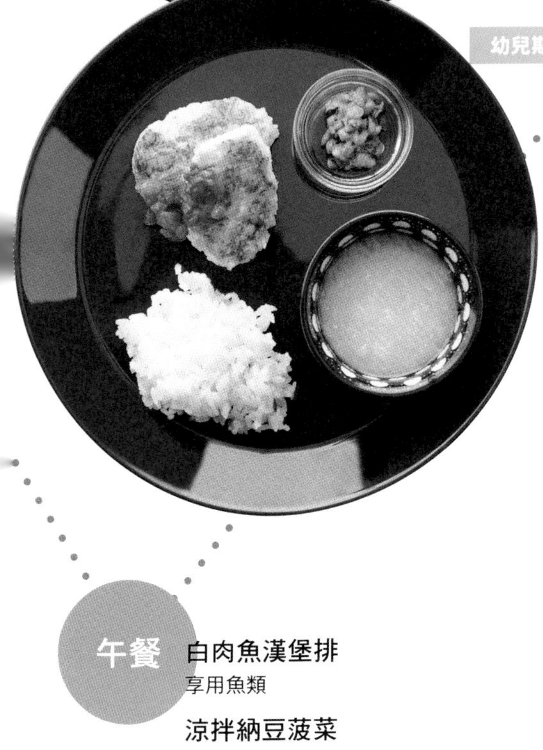

B

早餐

雞肉鬆御飯糰
享用肉類

紅蘿蔔酸炒鮪魚
克服酸味

魚丸湯
善用高湯的鮮味

早餐的材料與作法參閱p.78

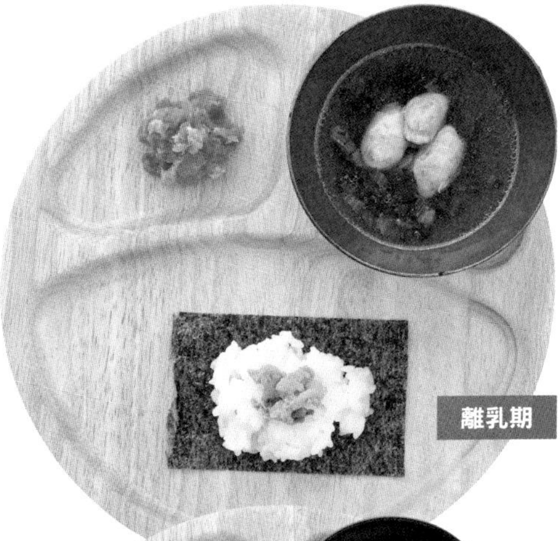

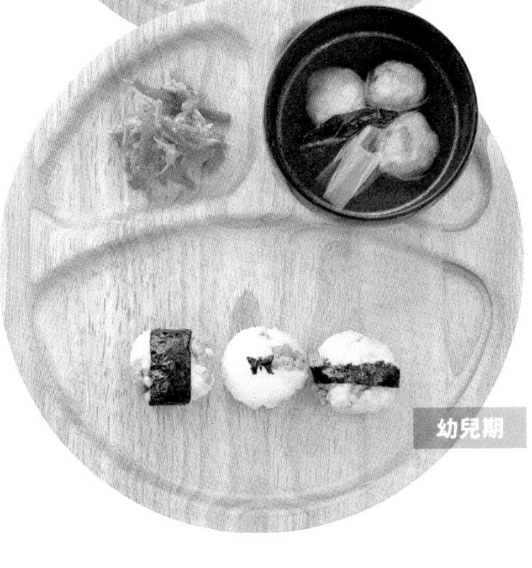

午餐

白肉魚漢堡排
享用魚類

涼拌納豆菠菜
克服苦味

洋蔥湯
善用高湯的鮮味

午餐的材料與作法參閱p.78

晚餐

雞肉丸
享用肉類

涼拌山藥芝麻酸梅
享受口感

小松菜豆腐味噌湯
善用高湯的鮮味

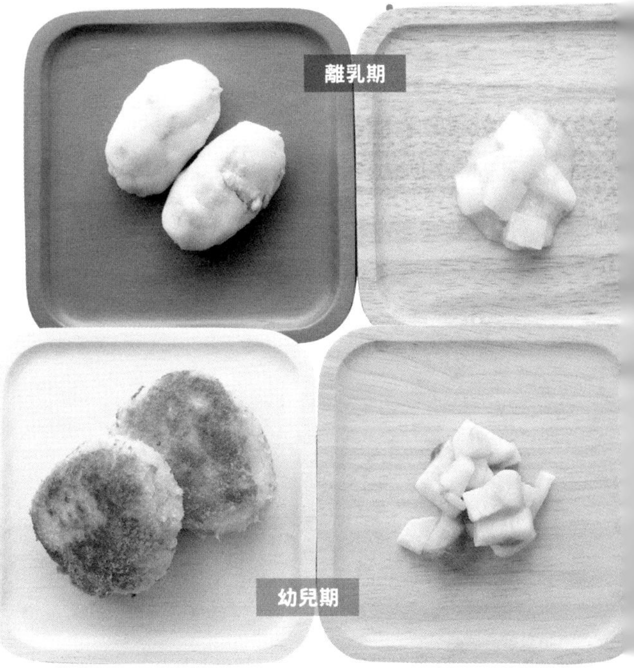

●雞肉丸
材料與作法

雞絞肉……………70g
馬鈴薯……………3 個
奶油、鹽…………各適量
牛奶、奶油乳酪…各 1 大匙
麵粉、蛋、麵包粉、沙拉油…各適量

1. 馬鈴薯去皮，汆燙至軟後將水倒掉瀝乾水分。然後加入奶油、鹽、牛奶，攪打至滑順為止。
2. 將雞絞肉炒熟備用。
3. 將作法 1 與作法 2 倒入攪拌盆中拌勻，再取適量於手上，接著擺上少量的奶油乳酪揉圓，如此即可完成離乳食。
4. 提供給幼兒期兒童、大人食用時，依序將麵粉、蛋液、麵包粉裹在作法 3 上形成麵衣，然後半油煎至熟。

●涼拌山藥芝麻酸梅
材料與作法

山藥…………………10cm 左右
醃梅子（偏甜的產品）… 1 個
炒熟白芝麻…………適量
製作離乳食使用
高湯…………………2 大匙

1. 山藥去皮，切成粗絲。提供給離乳期兒童食用時，須大略切碎。
2. 給幼兒期兒童、大人食用時，須將山藥與梅肉和炒熟白芝麻拌一拌。給離乳期兒童食用時，用小鍋將高湯加熱，再倒入山藥及少許的梅肉、炒熟白芝麻，然後攪拌均勻，同時加熱使之出現濃稠度。

●小松菜豆腐味噌湯
材料與作法

小松菜……………$\frac{1}{2}$ 把
豆腐………………$\frac{1}{2}$ 塊
高湯………………2 杯
味噌………………將近 1 大匙

1. 高湯倒入鍋中加熱，再將切成小四方塊的豆腐與切成 3cm 長的小松菜倒入鍋中煮一下。
2. 給離乳期兒童食用時，加入少許味噌後分取出來，再將配料大略切碎後倒回湯汁中。提供給幼兒期兒童、大人食用時，則依照分量加入味噌。

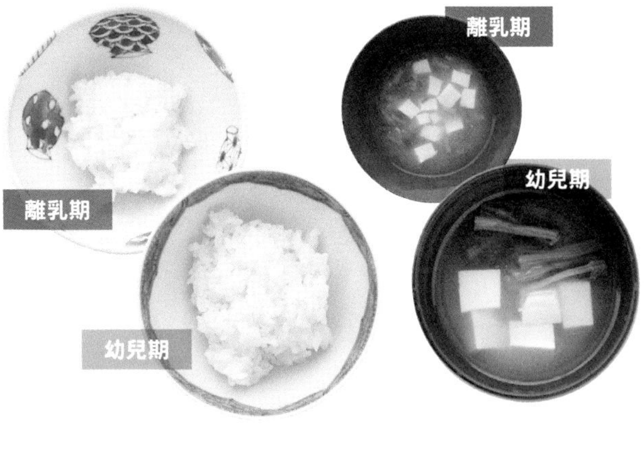

早餐

魩仔魚山藥泥什錦粥

材料與作法

高湯…1 杯　醬油……1 小匙
鹽……少許　酒………$\frac{1}{2}$ 小匙
山藥泥…150g
魩仔魚、海苔、青海苔　各適量
米飯……依人數準備適當分量

1. 高湯、醬油、鹽、酒倒入鍋中一起加熱。
2. 給離乳期兒童食用時，取 50 ml作法 1 的湯汁倒入小鍋中，再以等量的水稀釋後加熱。接著加入米飯與魩仔魚，然後煮成稀飯狀，最後撒上青海苔。給幼兒期兒童、大人食用時，將米飯盛到碗中，再擺上山藥，然後淋上作法 1。給幼兒期兒童食用時，則撒上海苔。

涼拌甜醋甜椒

材料與作法

甜椒……$\frac{1}{2}$ 個　四季豆……6 根
甜醋｜高湯…4 大匙　醋…2 小匙
　　｜砂糖…1 小匙　鹽…少許

1. 甜椒切絲，四季豆去粗絲後汆燙至熟軟。
2. 將甜醋的材料倒入小鍋中加熱，再加入四季豆與甜椒稍微煮一下。
3. 給離乳期兒童食用須馬上取出，以免過度入味。給幼兒期兒童、大人食用時可加以冷卻使味道入味。

滷南瓜牛肉

材料與作法

南瓜…130～140g
長蔥…$\frac{1}{2}$ 根　牛肉…80g
高湯…1 杯　醬油……$\frac{1}{2}$ 小匙
味醂…$\frac{1}{2}$ 小匙　酒…1 小匙

1. 南瓜、長蔥及所有的調味料倒入鍋中，煮至變軟為止。
2. 將牛肉倒入作法 1 中稍微加熱。給離乳期兒童食用時，須在此時將牛肉取出，切成適口大小。不方便餵食的話，可將水加入南瓜中壓碎以增加濃稠度。給幼兒期兒童、大人食用時，最後加$\frac{1}{2}$小匙的醬油。

午餐

蓮藕丸子佐白蘿蔔芡汁蓋飯

材料與作法

丸子｜蓮藕…150g　雞絞肉…140g
　　｜薑泥………$\frac{1}{2}$塊的分量
　　｜羊栖菜……1 小匙
　　｜酒、醬油…各 1 小匙
　　｜其中的各 $\frac{1}{2}$ 小匙用來製作離乳食
太白粉　1 $\frac{1}{2}$ 大匙
芡汁｜高湯…1 杯　葛粉…1 小匙
　　｜醬油、鹽…各 1 小匙

1. $\frac{1}{3}$ 的蓮藕切碎，剩餘的磨成泥。
2. 將丸子的材料分出離乳食用的部分，然後分別充分攪打均勻。將鍋中的水煮滾，再將丸子的材料用湯匙成型後丟入熱水中汆燙。
3. 將所有的芡汁材料倒入小鍋中加熱，等出現濃稠度後，將丸子倒入鍋中沾裹芡汁。給離乳期兒童食用時，則須將少量芡汁塗在丸子上。

涼拌醋味噌青花菜

材料與作法

青花菜…250g
醋味噌｜味噌…1 $\frac{1}{2}$ 小匙　醋…1 小匙
　　　｜高湯…1 大匙　砂糖…$\frac{1}{2}$ 小匙

1. 青花菜分成小朵後用熱水汆燙，給離乳期兒童食用時大略切碎，給幼兒期兒童食用時則切小塊一點。
2. 將醋味噌的材料拌勻，再與青花菜拌一拌。給離乳期兒童食用時，用少量的醋味噌（分量外）拌和，然後再將青花菜的莖部（分量外）磨成泥增加濃稠度。

地瓜高麗菜味噌湯

材料與作法

地瓜…$\frac{1}{2}$ 根　高麗菜…$\frac{1}{6}$ 個
高湯…2 杯　味噌…1 大匙

1. 將高湯、切成 7mm 小丁的地瓜、高麗菜倒入鍋中，煮至變軟。
2. 給離乳期兒童食用時，等食材變軟後熄火，倒入些許味噌溶於湯中，然後分取出來。給幼兒期兒童、大人食用時，再倒入剩餘的味噌溶於湯中。

早餐

雞肉鬆御飯糰

材料與作法

雞絞肉…150g　醬油…$\frac{1}{2}$ 大匙
酒………1 大匙　味醂…$\frac{1}{2}$ 大匙
薑汁……$\frac{1}{2}$ 小匙
沙拉油…適量　米飯、海苔…適量

1. 將平底鍋塗上薄薄一層油，再將絞肉與所有的調味料倒入鍋中拌炒。
2. 將作法 1 與米飯拌勻後握成御飯糰，再以海苔捲起來。給離乳期兒童食用時，可以用大張一點的海苔包起來。

紅蘿蔔酸炒鮪魚

材料與作法

紅蘿蔔…1 根　其中的 $\frac{1}{4}$ 根用來製作離乳食
鮪魚罐頭…1 罐　醋…1 小匙
高湯………2 小匙　醬油…少許

1. 紅蘿蔔切成絲。再將紅蘿蔔與高湯倒入平底鍋中，蓋上鍋蓋蒸煮，等紅蘿蔔變軟後倒入鮪魚、醋、醬油。提供給大人食用時，可依個人喜好加上醬油。
2. 給離乳期兒童食用時，將紅蘿蔔煮熟後磨成泥，再分別將少許的醋與醬油拌勻，然後一起加入入適量的鮪魚中拌一拌。

魚丸湯

材料與作法

魚丸｜青花魚……………240g
　　｜醬油、酒、味醂…各 1 小匙
　　｜太白粉……………1 又 $\frac{1}{2}$ 大匙
青菜…2 株　高湯…2 杯　醬油…1 小匙

1. 青菜稍微汆燙一下，然後切成容易入口的長度。提供給離乳期兒童食用時須切碎。
2. 將魚丸的材料拌勻，然後以手持攪拌機或食物調理機攪打。
3. 將高湯與醬油倒入鍋中加熱，然後用湯匙將作法 2 舀出丸子狀丟進鍋中加熱。給離乳期兒童食用時，丸子須做小顆一點。
4. 將青菜與丸子放入碗中，再倒入湯汁。給離乳期兒童食用時，最後須以等量的水加以稀釋。

午餐

白肉魚漢堡排

材料與作法

白肉魚…150g　山藥…70g
洋蔥末…$\frac{1}{2}$ 個的分量
酒………$\frac{1}{2}$ 小匙　奶油…適量
番茄醬｜番茄末……1 個
　　　｜洋蔥末……$\frac{1}{2}$ 個
　　　｜鹽、蒜頭…少許

1. 將奶油及洋蔥倒入平底鍋中，以小火拌炒至變透明。
2. 白肉魚切碎，然後倒入攪拌盆中，再加入酒、作法 1 的洋蔥、山藥泥充分攪打均勻。
3. 將平底鍋燒熱，再以湯匙將作法 2 成型後放入鍋中油煎雙面。
4. 將番茄醬的材料拌勻後加熱製作成醬汁，淋在幼兒期兒童食用的白肉魚漢堡排上。

涼拌納豆菠菜

材料與作法

納豆…3 盒　菠菜…3 株
醬油、高湯…各適量

1. 給離乳期兒童食用時，納豆須切碎。將菠菜快速汆燙後切碎。
2. 將納豆、菠菜、高湯、醬油均勻攪拌。

洋蔥湯

材料與作法

洋蔥…1 個　高湯…2 又 $\frac{1}{2}$ 杯
鹽……$\frac{1}{2}$ 小匙　醬油…$\frac{1}{2}$ 大匙

1. 將高湯、鹽、醬油倒入鍋中，再倒入洋蔥泥，然後以小火耐心加熱至熟透為止。
2. 大人食用前可再加入少許醬油（分量外）。

第4章

親子一起培養飲食習慣

在離乳期、幼兒期培養孩子吃早餐或點心，以及餐桌禮儀等習慣後，久而久之就會形成好習慣。無需過於神經質，但是得保持耐心，與孩子一同養成這些習慣。

應在離乳期養成的飲食習慣

用餐禮儀的規矩由每個家庭自行決定

即便希望孩子能在用餐時很有規矩，但他們還是免不了會拿食物來玩，或是離開座位……。孩子在餐桌上的行為舉止，事先預防會比事後糾正來得簡單。雖然在自己家裡讓孩子在某種程度內想做什麼就做什麼，這樣並無傷大雅，但在外食時有時就會令家長傷透腦筋。因此請由每個家庭自行決定用餐的規矩，應設定哪些規矩，請視「自己可以容忍的限度。」，在合理的範圍內作決定即可。比方說只要訂出「當孩子離開座位幾次後就要回家」這樣的規定後，切記一定要徹底執行。

咀嚼的習慣也要從離乳期開始加以重視。咀嚼的次數在2～3歲之前就會養成習慣，此時所養成的咀嚼次數就是長大成人後的咀嚼次數。想讓孩子在用餐時充分咀嚼，一定要讓孩子能好好地坐在餐桌上慢慢進食。

應在離乳期養成的2種飲食習慣

坐著進食

大部分的孩子用餐時都喜歡把腳晃來晃去，或是吃得滿嘴都是食物。不過在外用餐時最不希望看到孩子亂丟食物，或是任意離開座位玩耍。因此可讓孩子圍上圍兜，或是將遊戲場所與用餐場所區分開來，使孩子明白「現在是用餐的時間」，必須坐著乖乖吃飯。在家裡養成用餐習慣，也是為了防止在外時違反餐桌禮儀。

咀嚼的習慣

等第一乳臼齒長成後，就代表可以切換成幼兒飲食了。請提供富含纖維質的蔬菜及較為堅硬的食物，讓孩子練習咀嚼。等到2歲半～3歲第二臼齒長成後，就必須養成真正咀嚼食物的習慣。在這之前可提醒孩子「要好好的咬一咬」，讓孩子模仿咀嚼的動作，當孩子模仿時，就能意識到咀嚼的動作。也可以提供玉米等食物，讓孩子練習用門牙咬食物的動作。

TRAINING

如何讓孩子坐得住？

孩子沒辦法一直坐在餐桌前，其中一個原因就是肚子還不餓。此時不應勉強孩子吃東西，不妨結束用餐時間。要是孩子看起來好像不感興趣時，就須設法讓孩子不會感到一成不變。

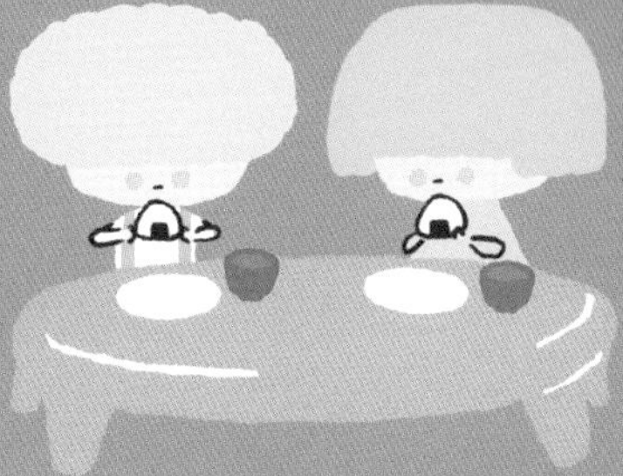

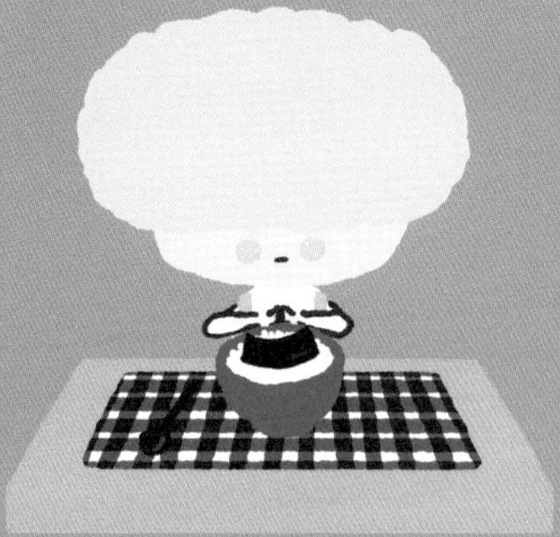

改變座位

看到孩子蠢蠢欲動時，只要大人改變座位，他們的視野就會變得不一樣，而能繼續坐在餐桌上。因此不妨試著改變座位，有時坐在孩子面前，有時再坐到旁邊去。

給予偏好的食物

例如孩子吃水果時可以一口接一口，但是水果以外的食物就一口也不吃，因此不妨給予魩仔魚、海苔或芝麻等這類的配菜，這樣孩子的飲食分量就不會減少了。

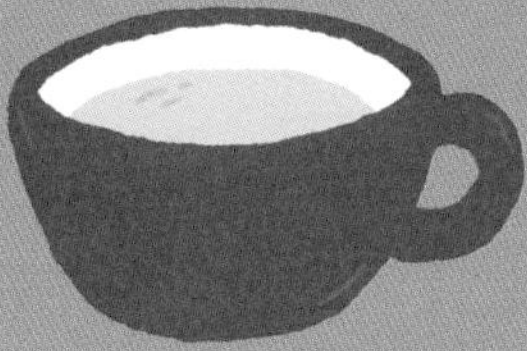

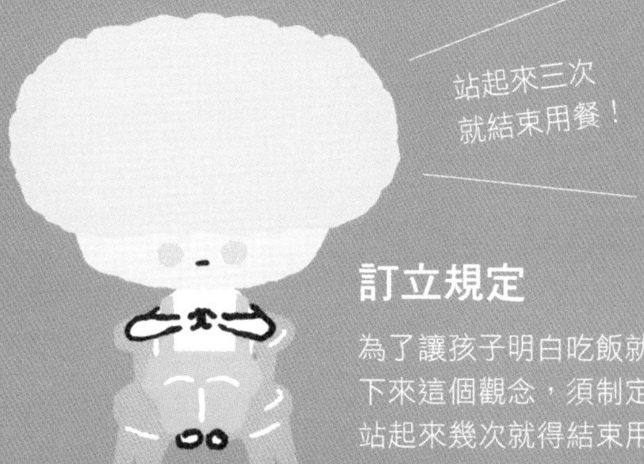

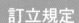

每次上一道菜

讓孩子學習套餐料理的食用方式，每次上1道菜試試看。這樣不但能拉長孩子坐在位子上的時間，有時只要當孩子眼前的事物一變化就會集中精神，然後把食物吃下肚。設法引起孩子的好奇心及興趣，也能看出一定的效果。

訂立規定

為了讓孩子明白吃飯就是要坐下來這個觀念，須制定當孩子站起來幾次就得結束用餐的規定。可藉由觀察孩子吃完飯時會站起來幾次，再來決定要如何制定。

應在幼兒期養成的飲食習慣

早餐要養成與配菜一起吃的習慣

一提到飲食習慣，想必很多人最煩惱早餐該如何準備。從許多調查研究中已獲證實，吃早餐的重要與大腦的運作有關，而且還發現大腦在攝取配菜後才能靈活運作。

光是早餐該吃飯還是吃麵包，就令人左右為難。不過無論是吃飯還是吃麵包，都應與大豆製品或蔬菜等配菜作搭配，避免血糖值急速上升，因為血糖值緩慢上升才有益於大腦的發展。就算是習慣吃麵包的人，只要偶而能改成吃飯，即可在配菜上作變化。2歲起至就學前，在拒食期可能會讓家長相當頭疼，但在這個時期只要能養成好好吃早餐的習慣，上學後就會比較輕鬆了。

飲食喜好的變化

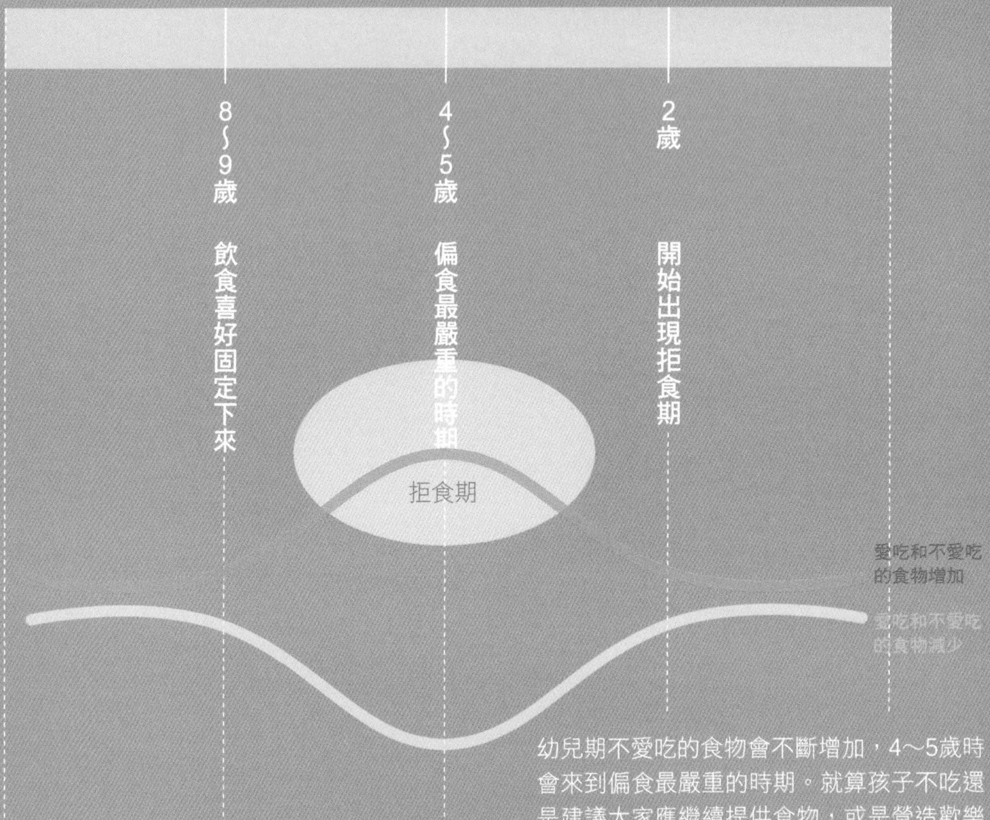

幼兒期不愛吃的食物會不斷增加，4～5歲時會來到偏食最嚴重的時期。就算孩子不吃還是建議大家應繼續提供食物，或是營造歡樂的氣氛，耐心地養成孩子的習慣。

早餐的重要性

有項實驗數據顯示，不吃早餐的人，大腦的運作會逐漸變差，早餐有吃主食及配菜的人，大腦才會靈活運作。這是因為內含於配菜中的營養素會發揮重要作用的緣故。

新觀念

光靠葡萄糖無法讓大腦運作

以同一組人為對象，請他們進行①不吃早餐、②只吃御飯糰、③吃附配菜的定食這3種類型的早餐實驗，以調查上午大腦運作的變化。結果發現①的大腦運作會逐漸變差，②與①沒有多大差異，③的表現則會變好（＊）。藉此可以明白，大腦的神經細胞光靠葡萄糖並無法運作。此外在其他實驗中也發現，早餐如能攝取營養均衡的食物，大腦在進行記憶、思考、集中力等活動時就會變得活躍（＊＊）。

舊觀念

大腦的營養來自於葡萄糖

大腦的營養來自於碳水化合物等醣類分解後所形成的葡萄糖。大腦的神經細胞在運作時，只會使用作為能量來源的葡萄糖。因此早餐攝取肉類或蔬菜也無法促進大腦運作，建議多加攝取屬於碳水化合物的米飯及麵包。

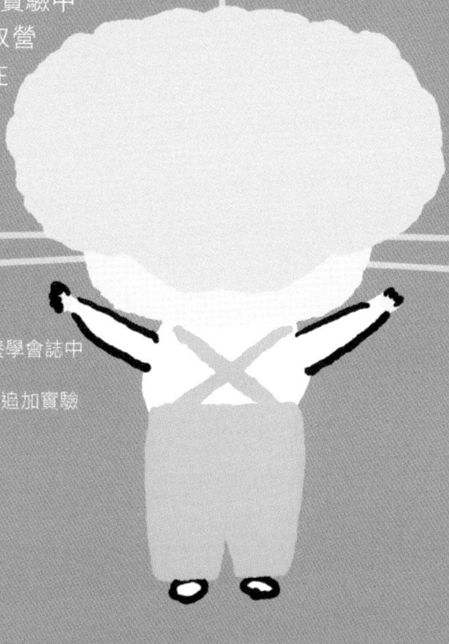

＊2007年發表於日本臨床營養學會誌中的論文

＊＊東北大學川島隆太教授的追加實驗

大腦在攝取配菜時後會靈活運作

大腦在運作時會以葡萄糖作為能量來源，而葡萄糖會在細胞內進行代謝。如能同時攝取可促進葡萄糖代謝的營養素，大腦就能充分運作。究竟需要哪些營養素呢？

葡萄糖在大腦發揮功能時所需的營養素

必需胺基酸的離胺酸

屬於無法在體內形成的必需胺基酸之一，而且離胺酸可促進葡萄糖代謝。富含於大豆、魚類、起司、豆腐等食物中。

大豆製品	柴魚片	切達起司

維生素B1（水溶性維生素）

維生素B1會在醣類轉變成能量時發揮輔助酵素的作用。富含於豬肉、糙米飯、鰻魚、柑橘類水果中。

豬肉	糙米飯	柑橘類水果

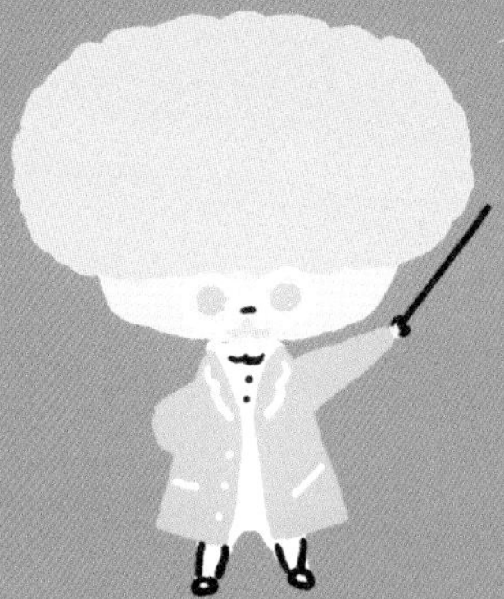

記得要多吃含有
離胺酸、維生素B1、
大豆製品的食物喔！

早餐的配菜說穿了只要有豆腐或納豆，再加上晚餐沒吃完的一道料理便綽綽有餘了。光吃御飯糰、甜麵包、蔬菜湯的話，營養攝取會不足。

主食該吃麵包還是米飯？

有項報告指出，「早餐吃米飯」的孩子智商較高，因為吃米飯的孩子血糖值上升情形較為和緩，這樣據說有助於大腦的發展。

GI值（GlycemicIndex）的概念

血糖值緩慢上升，大腦才會開始運作

- GI值是用來顯示血糖值上升的數值。這個數值愈高，血糖值就會急速上升，可能會損害身體。研究指出，為了大腦的發展，最好應攝取低GI的食品。
- 若以主食來說的話，米飯（精白米）的GI值會比麵包（精白）低。在米飯當中，則是糙米的GI值會比精白米低。
- 與米飯一同食用的配菜如果是蔬菜或大豆製品，就能攝取到食物纖維，也能降低GI值。只是低GI的食品需要時間進行消化，所以消化機能不佳時應減量攝取。
- 若是在幼兒期養成早餐吃麵包的習慣，日後很有可能會習慣吃麵包。不妨稍微減少食用分量或頻率，作些變化試看看。

比較各類食物的GI值…

同一類的食品，也會因為有沒有胚芽、醣類的成分含量、原料的差異等等，使GI值出現變化。

〔　〕的數值為GI值＝相對於葡萄糖上升率為100時的數值。各機關所提出的數據也會有若干差異。

精白麵包〔95〕	>	裸麥麵包〔40〕
米飯（精白米）〔70〕	>	糙米〔50〕
馬鈴薯〔70〕	>	地瓜〔48〕
香蕉〔62〕	>	蘋果〔39〕
巧克力〔70〕	>	冰淇淋〔36〕

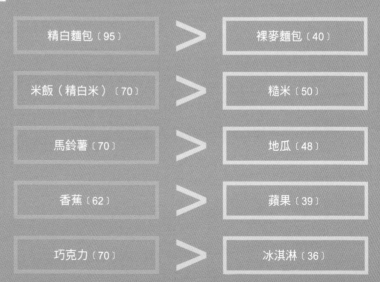

幼兒期的點心供應原則

避免過分限制與過度攝取
應控制時間與食用量

當孩子成長到幼兒期後，接觸市售現成點心的機會就會增加。說不定在家裡禁止的零食，到了朋友家裡就會吃得到。過分限制食用市售現成點心，有時面對食物會變得神經質。究竟該解禁到何種程度，實在令人左右為難。

讓孩子隨心所欲地大啖零食會造成很大的問題，但是多少可以睜一隻眼閉一隻眼，比方說「在家不允許孩子吃，但是別人送的就讓孩子開心享用」也無可厚非。

應該注意的反倒是食用量的問題。過度攝取零食，會讓孩子吃不下飯。此外糖分含量一多就容易熱量爆增，也會出現蛀牙的問題。因此應控制吃點心的時間及食用量，不妨在一天當中設定一個「開心的吃點心時間」。

注意砂糖攝取過量的問題！

內含砂糖或甜味劑的零食會讓人愈吃愈上癮。除了砂糖之外還帶有脂肪的食物，更會令人吃到嘴巴停不下來。含有大量砂糖的市售優格、玉米脆片、碳酸飲料、含糖飲料，都要格外留意。

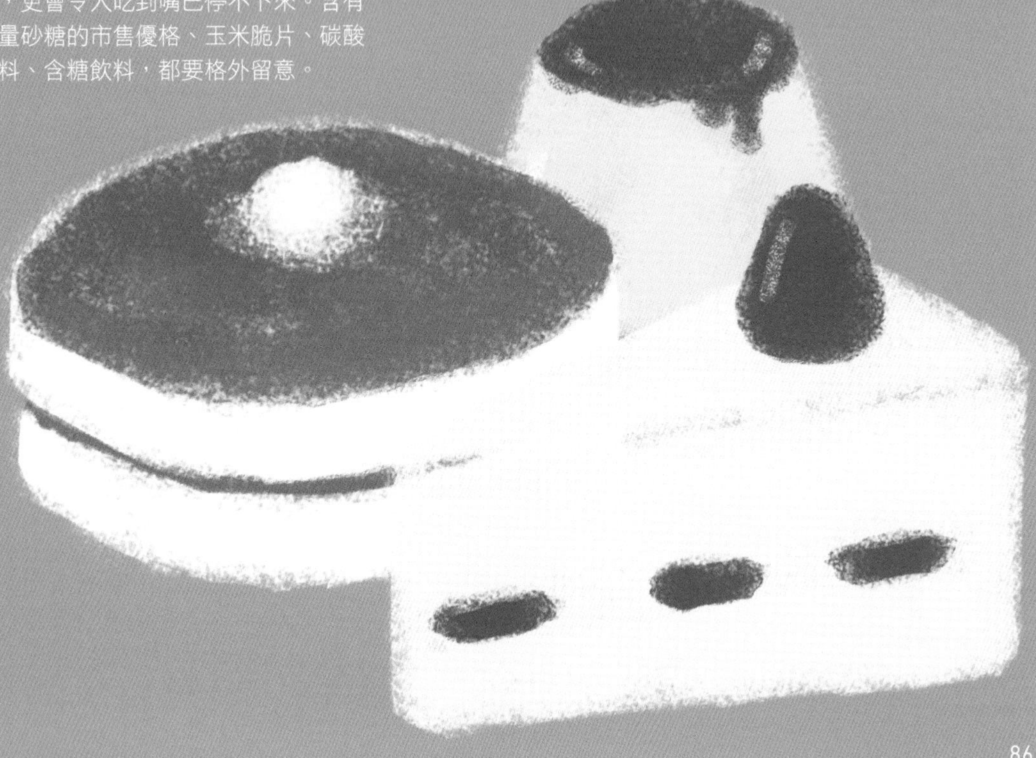

供應點心時的注意事項

設定時間

點心頂多只是用來補充三餐的輔助食品。1歲過後只要能夠好好食用早餐，就不需要勉強在上午餵食點心。一天吃好幾次點心就不會出現空腹感，因此會吃不下正餐。此外用餐時間也要盡量固定下來。

點心熱量控制在每日攝取量的10～20%

每天點心的熱量在1～2歲時應為100～200kcal，3～5歲時應為130～260kcal左右。市售現成的點心不妨由孩子來決定種類，再由大人來控制食用量。順便提醒大家，2片餅乾為100kcal、1個泡芙為170kcal。

留意鈣質的攝取

吃點心時最需要攝取到的營養素就是鈣質。雖然藉由吸收率高的牛奶或起司來攝取鈣質成效最佳，但是有些人對牛奶會過敏，因此別老是依賴乳製品，有時也應食用小魚（魩仔魚、小魚乾）。

盡量避免攝取砂糖

富含砂糖的零食，無法攝取到醣類與脂質之外的營養素。因此不妨也能設法使用砂糖的替代品，例如天然甜味劑的龍舌蘭蜜、楓糖、蜂蜜（1歲過後）等，另外也能使用黃豆粉或黑芝麻糊。

不需要時避免提供

別因為在車上或是有客人來訪，便隨意提供點心希望孩子安靜下來。當孩子肚子不餓時養成零食吃個不停的習慣，將導致熱量過多。應想辦法用其他事情來分散孩子的注意力。

從簡單的部分開始 製造孩子接觸食材的機會

「1歲後就可以跟孩子一起下廚」，一看到這句話想必會有非常多的媽媽不敢置信。當然1歲左右的孩子還不懂得靈活使用菜刀，因此要從清洗或撕開葉菜，以及將材料放入塑膠袋中混合均勻，這些簡單的部分開始做起。

大家不必想得太難，只要掌握幾點原則即可，例如「測量分量或繁瑣準備全部事先做好」、「危險動作反覆指導再一起進行」。

下廚時，可與孩子感受平時用餐時無法體驗到的經驗，比方說食材的觸感、香氣、溫度等，此外也能趁此機會讓孩子熟悉不愛吃的食材。請將下廚當作食育的機會，務必與孩子一同體會料理的樂趣。

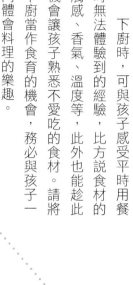

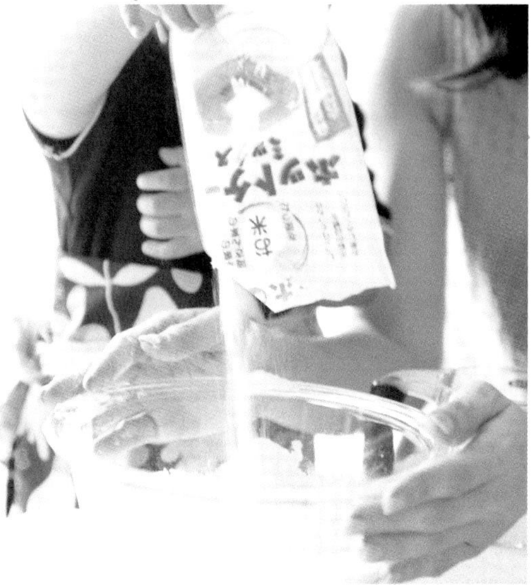

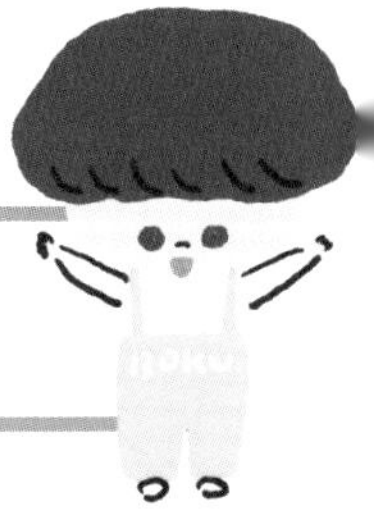

一起做鬆餅吧！

準備用品、使用器具

- 菜刀

一開始使用餐刀即可，但是最好準備兒童專用的菜刀。

- 砧板

選擇大一點的砧板，避免材料混在一起。

- 量杯

養成用量杯測量的習慣，避免用目視測量。

- 料理筷、湯勺

一開始使用一般的筷子、湯匙也無妨。

- 腳踏台

站在椅子上會不穩定，可準備孩子使用的腳踏台，以便孩子操作。

親子料理時的注意事項

孩子在下廚時，最重要的就是在一旁守護。必須教導孩子何時會發生危險，但是盡量不要插手，只要孩子能夠完成任何一項小事情都應加以誇讚，讓孩子體會父母感激的心情。

倒入雞蛋與牛奶
再倒入鬆餅粉

大人會擔心撒出來，很容易不自覺地出手協助，但還是得克制這股衝動。不妨從輔助的角度出手相助，例如幫忙扶著攪拌盆等等。

反覆攪拌
然後舀進平底鍋中

麵糊多少會不均勻，但是這樣也沒關係。記得要反覆提醒孩子平底鍋燒熱後會很危險，一起動手將麵糊舀進平底鍋中。

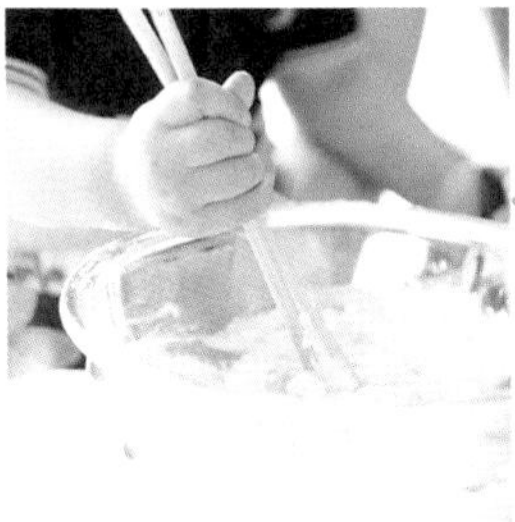

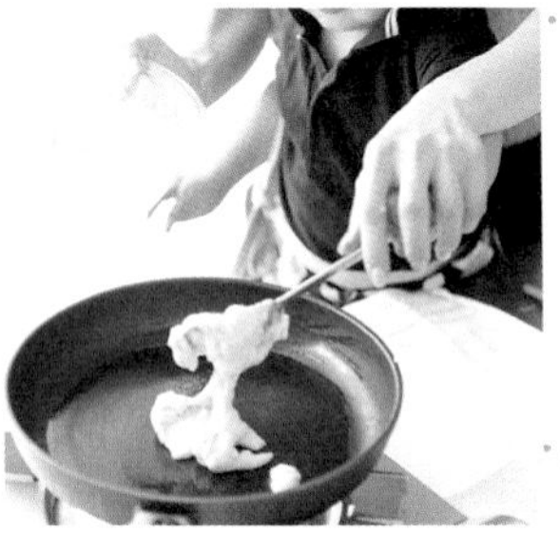

切水果

刀刃長度落在10～15cm左右的刀子，是最適合孩子小手使用的尺寸。如能在砧板下墊濕毛巾，可避免切水果時砧板滑動。

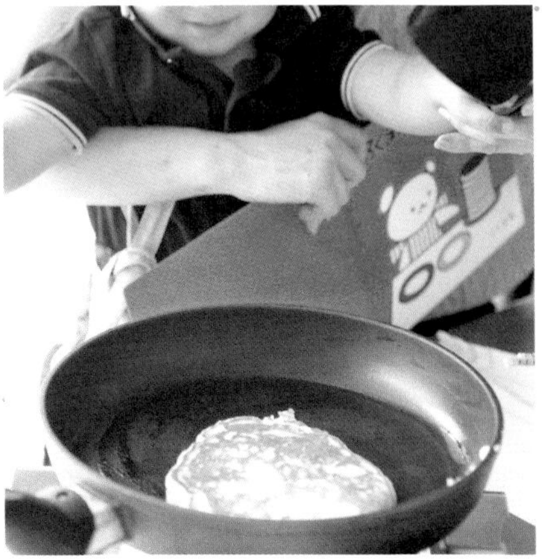

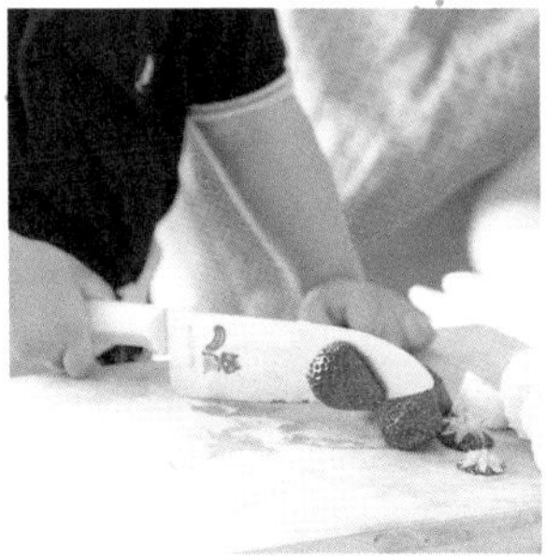

煎熟了嗎？

鬆餅的尺寸愈小、厚度愈薄的話，愈快煎熟。趁著在等鬆餅煎熟的期間，不妨翻翻以鬆餅為主題的繪本，確認步驟是否正確。

1 歲起可以幫上的忙

在廚房以外的地方

- 將採購的食材從籃子放進袋子裡。
- 將蔬菜等食材放進冰箱

→此時可與繪本對照，教導孩子食材的名稱。讓孩子體驗滑溜、粗糙、冰涼等口感。

- 餐點完成後，請孩子去呼喚家人用餐。

用塑膠袋做料理

- 將馬鈴薯沙拉或雞蛋沙拉的內餡、材料、調味料放入塑膠袋中打個結，再請孩子幫忙揉捏均勻，使味道入味。

用手做料理（活化大腦的運作）

- 揉和、搓圓。將揉麵墊鋪在地板或較矮的桌子上，讓孩子揉和比薩麵糰等材料，或是將麵包麵糰搓圓。
- 撕碎。讓孩子看一下示範，再請孩子將裝在攪拌盆中的葉菜類撕碎。
- 握實。用保鮮膜將米飯或馬鈴薯包起來，握成圓球狀。

→為了讓孩子區分出這並非遊戲，要讓孩子將手洗乾淨，穿上圍裙後再開始動手做。

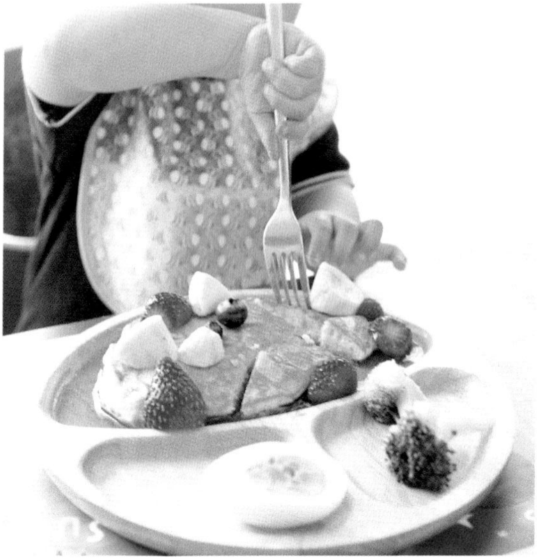

擺上水果

也十分歡迎孩子做到一半試試味道。而且別出太多意見，讓孩子自由擺盤，想用雞蛋或蔬菜裝飾也OK。

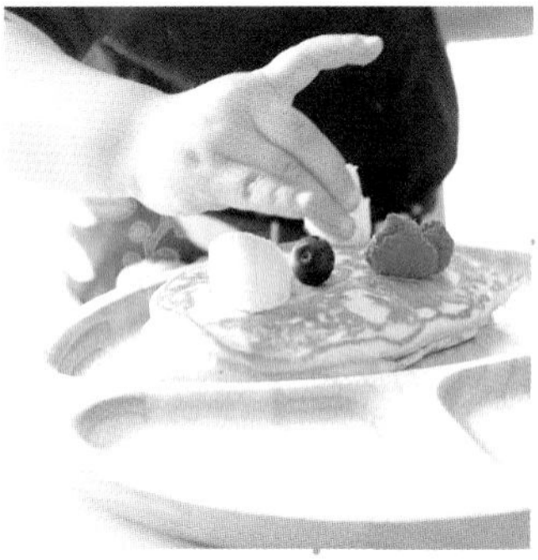

好好吃哦！

全程幾乎由自己一手包辦，這種滿足感格外特別。告訴孩子「一起動手做的特別好吃」，讓孩子體會做料理的樂趣。

淋上楓糖漿 這樣就大功告成囉！

須留意孩子會一口氣倒出太多楓糖漿，但是就算失敗了也不必太在意。成長至幼兒期後，也可試試蜂蜜。

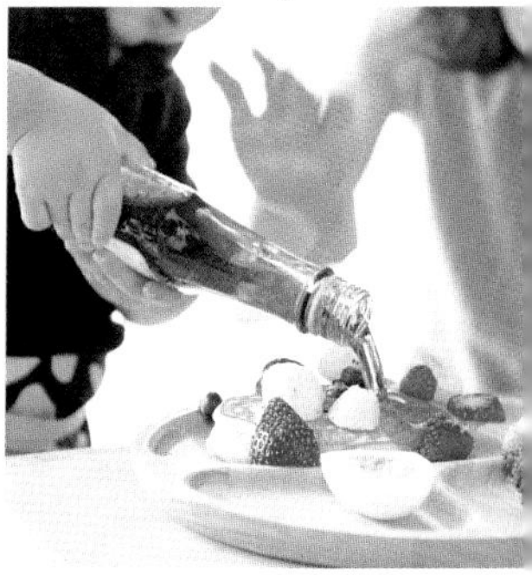

2 **歲起**可以幫上的忙

洗米

- 用電鍋的內鍋洗米有點困難，所以可讓孩子試著用攪拌盆及濾網來洗米。

利用叉子、湯匙等餐具攪拌，或用筷子來拌和

- 待孩子上手後，可試著讓孩子負責涼拌芝麻菠菜這類步驟少的烹調工作。從頭到尾讓孩子自己來，可讓孩子獲得十足的成就感。

握菜刀切食材

- 一開始要確實教導孩子菜刀的握法、食材的擺放方式、切法，而且父母一定要陪同操作。
- 起初可以使用餐刀，等孩子習慣用刀後，再使用刀刃長10～15cm的菜刀。不利的菜刀會出現過度施力的危險，所以要格外留意。
- 最先可從蒸南瓜等輕而易舉就能分切的食物開始練習。容易滑動的食材、圓形的食物，最好事先切小塊一點。

與孩子一起享用外食！

對於忙碌的媽媽而言，每天料理三餐是最大的課題。偶而想吃吃外食，或是買現成的「熟食」來解決，這也無可厚非。但是當中應該會有人因為無法親手準備料理，僅用外食或熟食餵食孩子，因而感到罪惡感吧？

但是大家不妨換個角度想想看，吃外食、熟食也不失為一個好機會，可以發現熟悉味道以外的新口味。而且節省下烹調以及事後整理的時間，正好可與孩子好整以暇地面對面用餐。

不過購買外食、熟食時必須注意到的一點，就是脂肪與鹽分會比較多一些。如果是買熟食來吃的話，應捨棄醬汁或湯汁，比方說在馬鈴薯沙拉中加些優格，或在涼拌芝麻蔬菜裡加入山芋泥等等，另外加進1種食材提高營養價值，同時降低鹽分濃度。

外食時有時會將兒童餐的調味稀釋一些，不過大部分都是「孩子愛吃的食物」。因此盡可能找一間固定外食的餐廳，在不會影響店家營業的情形下，試著請餐廳「減少油或鹽的用量」，或是「將調味料另外盛盤」，這樣一來，就能從大人的料理中分取部分，讓孩子可以品嘗到新菜色或是不同的味道。

此外在外食的前一天或隔一天，可以準備多種內餡的西式蛋捲當早餐，增加食材的種類數量。這樣就不會感到罪惡感，可以好好享受外食的樂趣了！

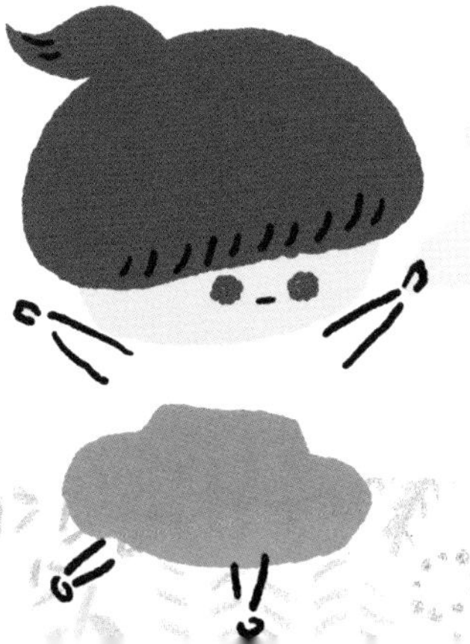

兒童的飲食煩惱Q&A

從離乳期至幼兒期為止，針對孩子的飲食總有源源不絕的煩惱。
比方說如何利用市售產品、如何教養用餐禮儀、
如何運用感興趣的食材等等，現在就來為大家解答心中的疑惑。

Q 旅行時該如何準備離乳食？

孩子已經 8 個月了，所以想帶著他外出旅行，但是很擔心飲食的問題。因為他還不會吃堅硬的食物，只能餵食軟質食物……。

A 攜帶可將白米煮成稀飯的燜燒罐

若要全靠市售產品來準備一整天的離乳食，計畫攜帶的行李一定會不斷增加，所以至少作為主食的稀飯要能在目的地買得到才行。此時最便利的器具，就是倒入熱湯後就能攜帶外出，保溫性能佳的燜燒罐。只要在晚上將少量的米倒入燜燒罐中，接著再注入沸騰的熱水，隔天早上就能燜煮成稀飯。這時候只要從當地安排好的餐食中，將適合孩子月齡的味道，或是較軟的食物混入稀飯裡，即可解決一餐。

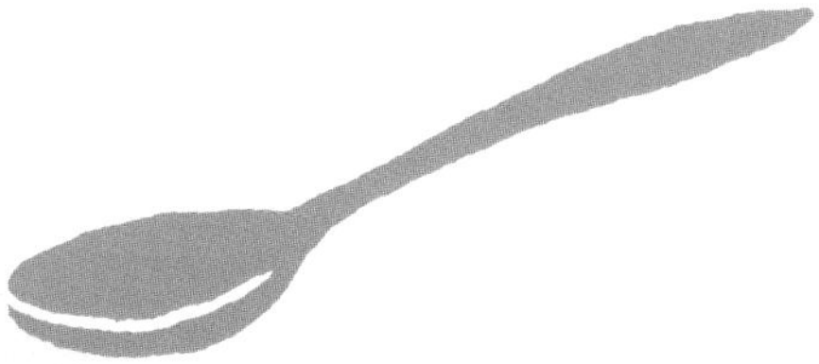

Q 如何餵食孩子市售的鋁箔包離乳食？

因為工作關係每天都忙到不行，有時會沒空製作離乳食。不知道能不能餵食孩子市售的鋁箔包離乳食？有什麼需要知道的注意事項嗎？

A 不妨加些蒸煮蔬菜，在營養層面下工夫

似乎有很多人都很排斥市售的鋁箔包離乳食，但我認為這是一個難得的機會，可以嘗試到媽媽味道以外的口味。一般常誤以為鋁箔包離乳食的口味偏重，但這是因為高湯奏效的緣故，並不是鹹味較重，所以大可放心。假使生活忙碌餵食鋁箔包離乳食的頻率增加的時候，不妨加入一道蒸煮蔬菜提高營養價值，設法避免菜色有偏重某一方面的情形。

Q 市售蔬果汁或水果該多久餵食一次？

市售的蔬果汁或水果該多久餵食一次比較好呢？因為我的孩子討厭吃蔬菜，但是願意喝蔬果汁或吃水果，所以總會不自覺地給他吃很多。

A 蔬菜的營養應從蔬菜攝取，避免頻繁餵食水果

市售的蔬果汁與真正的蔬菜相較之下，身體的營養吸收率更低，因此蔬菜的營養應盡可能靠蔬菜攝取。此外有許多離乳期的兒童特別愛吃水果，所以總會不自覺地想餵他們吃。只是在離乳期頻繁餵食水果的話，日後有些孩子就會出現一開始沒吃到水果就不肯吃其他食物的情形。用水果打成容易飲用的蔬果汁，也會出現相同情形。兩者最好都視為嗜好品即可，即便要餵食，也要等到正餐吃完後再提供。

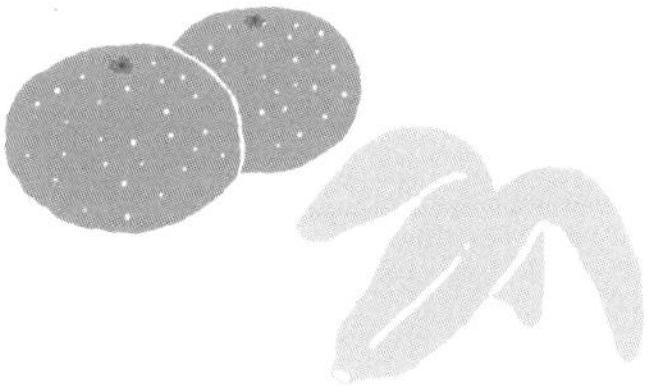

Q 該讓孩子用手抓食物吃嗎？

我在家都用湯匙餵 1 歲大的孩子吃飯，但是幼兒園卻希望我「讓孩子用手抓食物吃」。可是我不喜歡食物被弄的亂七八糟的……。

A 雖然有益大腦發展，但是無須勉強去做

直到最近，才開始推崇用手抓食物吃，所以許多媽媽應該都不曾用手抓食物過。據說讓孩子在年幼時期用手抓食物吃，可製造機會使他們對食物感興趣，有益大腦發展。如果孩子想用手抓食物吃的話，請讓他們自由發展。當孩子丟食物或弄髒餐桌會使媽媽壓力過大的話，完全無須勉強自己接受這種教養方式。當孩子拿食物在玩的時候，就應該結束用餐。

Q 三餐不定量的時候，是否該讓孩子全部吃光光？

我的孩子 2 歲了，有時候他會把餐點吃完，有時卻一口也不吃。吃得少的時候，會擔心營養不足的問題，我是否該催他直到把食物吃完為止呢？

A 與其勉強孩子吃完，不如教導他再努力多吃一點

離乳期、幼兒期最重要的就是讓孩子體驗各種味道，享受吃東西的樂趣。如果父母堅持孩子將餐點吃完的態度會讓孩子感覺不舒服的話，就沒必要逼孩子吃光光，畢竟每個孩子的食量原本就各有不同。最重要的是教導孩子「再努力一下下」的精神，讓孩子別只將愛吃的食物吃光。最重要的是提醒孩子除了愛吃的食物之外，也要「試著努力多吃一點」其他食物。即便無法實際吃完，也要告訴他「只要嚐嚐看這個和這個就好」，盡量利用這種說話方式來鼓勵孩子。

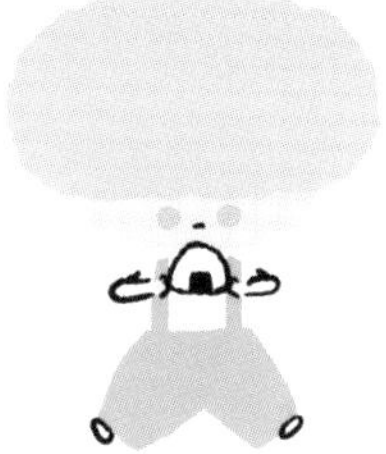

Q 吃東西慢吞吞，讓人很不耐煩怎麼辦？

我女兒不知道是不是食量小的關係，吃東西慢吞吞，一餐吃完要將近 1 小時左右。就算一直催促她「快吃、快吃」，但是要她吃一半就結束用餐，感覺也挺捨不得的……。

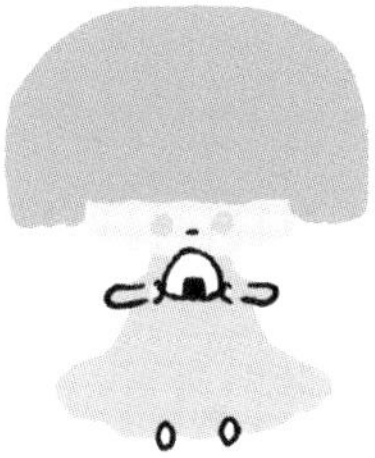

A 只要不是邊吃邊玩就沒關係，多用言語鼓勵孩子

兒童用餐平均每一餐需要 20～30 分鐘，就算她得吃上近 1 小時，只要不是在玩，而是有一直進食的話，那就不成問題。花很長的時間吃飯，反倒證明她有在充分咀嚼。但是如果吃到一半開始玩起來的話，就必須稍微檢討這種用餐情形。如果是2歲左右的孩子，千萬不要催促她，不妨想辦法用言語鼓勵，譬如跟她說「○○（孩子喜歡的卡通人物）說希望妳把他吃掉喔」。

Q 夏天做便當要如何避免食物腐敗？

氣溫一高，不免會擔心便當配菜會不會腐敗的問題。食材如何選擇、如何加熱、如何保冰等等，實在叫人傷腦筋。有沒有什麼好方法呢？

A 秘訣在於留意水分的問題，並充分冷卻

水分或湯汁是大敵。例如番茄的蒂頭要完全去除，類似青花菜這種容易囤積水分的食材都要留意。食材必須完全煮至熟透，常備料理也要再次加熱，並充分冷卻後再蓋上蓋子。類似醋、醃梅子、薑、咖哩粉等食材據說可以抑制細菌繁殖。另外像是附保冷劑的便當盒也是不錯的選擇，甚至可用冷凍蔬菜來取代保冷劑放進便當盒中。便當盒本身切記也要仔細用熱水消毒，完全乾燥後再使用。

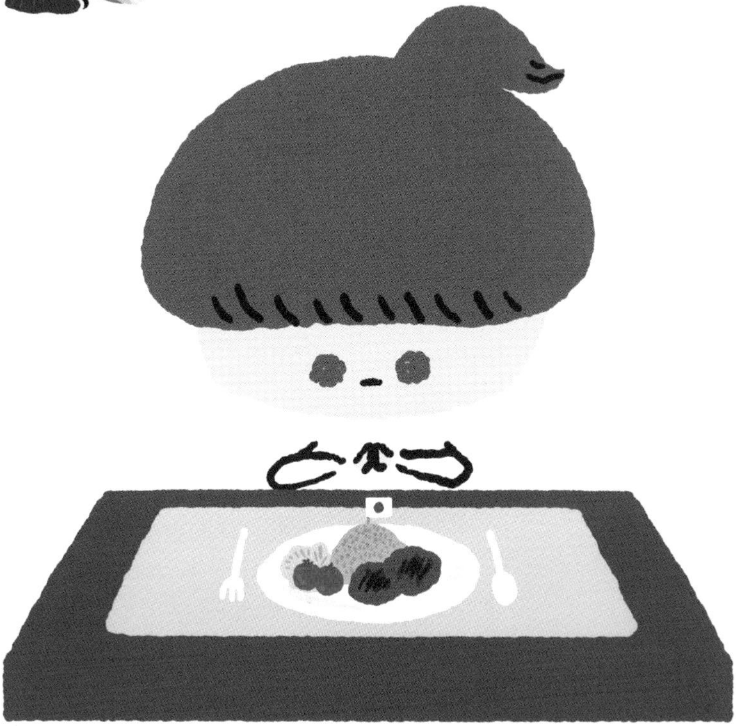

family field
親子田 親子田系列 028

0~5歲味覺平衡訓練法【附：味覺訓練食譜】

每日のごはんで、心・からだ・味覚の発達を促す　0～5歳　子どもの味覚の育て方

作　　者　TOKEIJI千繪
插　　畫　NINOMIYA IZUMI
譯　　者　蔡麗蓉
總 編 輯　何玉美
選 書 人　陳鳳如
主　　編　陳鳳如
封面設計　比比司工作室
內文排版　菩薩蠻數位文化有限公司

出版發行　采實文化事業股份有限公司
行銷企劃　黃文慧・陳詩婷・陳宛如
業務經理　林詩富
業務發行　吳淑華・林坤蓉・張世明
會計行政　王雅蕙・李韶婉
法律顧問　第一國際法律事務所　余淑杏律師
電子信箱　acme@acmebook.com.tw
采實粉絲團　http://www.facebook.com/acmebook

I S B N　978-986-95018-2-8
定　　價　280元
初版一刷　2017年7月27日
劃撥帳號　50148859
劃撥戶名　采實文化事業有限公司
104台北市中山區建國北路二段92號9樓
電話：02-2518-5198
傳真：02-2518-209

國家圖書館出版品預行編目(CIP)資料

0-5歲味覺平衡訓練法 / TOKEIJI千繪著；蔡麗蓉譯. -- 初版.
-- 臺北市：采實文化, 2017.07
面；　公分. -- (親子田系列；28)
譯自：毎日のごはんで、心・からだ・味覚の発達を促す
0～5歳　子どもの味覚の育て方
ISBN 978-986-95018-2-8(平裝)

1.健康飲食 2.食譜 3.親職教育

411.3　　106010049

MAINICHI NO GOHAN DE, KOKORO・KARADA・MIKAKU NO HATTATSU WO UNAGASU
ZERO ~ GOSAI KODOMO NO MIKAKU NO SODATEKATA by Chie Tokeiji
Copyright © Chie Tokeiji, Nitto Shoin Honsha Co., Ltd. 2016
All rights reserved.
Original Japanese edition published by Nitto Shoin Honsha Co., Ltd.
This Traditional Chinese language edition is published by arrangement with
Nitto Shoin Honsha Co., Ltd., Tokyo in care of Tuttle-Mori Agency, Inc., Tokyo
through Keio Cultural Enterprise Co., Ltd., New Taipei City, Taiwan.

采實出版集團
ACME PUBLISHING GROUP
版權所有，未經同意不得
重製、轉載、翻印